존스홉킨스 의대 교수의
치매 일문일답

존스홉킨스 의대 교수의
치매 일문일답
40년간 환자와 보호자에게 가장 많이 받은 질문

초판 1쇄 펴낸날 | 2020년 11월 10일
초판 2쇄 펴낸날 | 2021년 07월 20일

지은이 | 피터 V. 라빈스
옮긴이 | 김성훈
펴낸이 | 류수노
펴낸곳 | (사)한국방송통신대학교출판문화원
　　　　03088 서울시 종로구 이화장길 54
　　　　대표전화 1644-1232
　　　　팩스 02-741-4570
　　　　홈페이지 http://press.knou.ac.kr
　　　　출판등록 1982년 6월 7일 제1-491호

출판위원장 | 이기재
편집 | 박혜원·이강용
본문 디자인 | 티디디자인
표지 디자인 | 플러스

ISBN 978-89-20-03869-3 (03510)

값 15,000원

피터 V. 라빈스 지음 | 김성훈 옮김

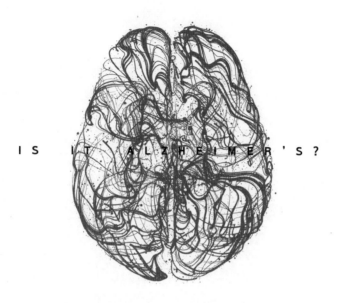

IS IT ALZHEIMER'S?

존스홉킨스 의대 교수의
치매 일문일답

40년간 환자와 보호자에게 가장 많이 받은 질문

지식의날개

독자에게 알림

이 책은 의학적, 법적 자문을 위한 책이 아니므로 이 책의 내용만을 바탕으로 의학적 치료나 법적 처리가 이루어져서는 안 됩니다. 치료의 계획은 당사자와 담당 의사 간, 혹은 권한을 받은 대리자와 담당 의사 간 대화를 통해 수립되어야 하며, 이 책은 그러한 대화를 돕기 위한 용도입니다.

이 책에는 FDA에서 인가되지 않은 약품 사용법에 대한 내용도 들어 있습니다. 이 책에서 논의하는 약물 중에 FDA에서 그러한 용도로 사용해도 좋다는 승인을 받지 않은 것도 포함되어 있다는 의미입니다. 약물을 그런 방식으로 사용해도 좋다고 옹호하려는 의도는 없습니다. 그보다는 일부 임상의에 의해 약물이 어떻게 처방되고 있는지를 설명하고, 그런 사용법을 뒷받침하는 과학적 증거가 있는지 설명하는 것이 목적입니다.

저자 피터 라빈스는 지난 5년 동안 제약회사로부터 경제적인 지원을 받은 바가 없음을 밝힙니다.

서문

『치매 일문일답』은 제가 치매에 관해 가장 자주 듣는 질문들에 대한 답변을 실은 책입니다. 이 책은 40년 전 낸시 메이스와 함께 출간하여 지금까지도 많은 사랑을 받고 있는 『36시간 길고도 아픈 치매가족의 하루 *The 36-Hour Day*』의 자매편이라 할 수 있습니다. 그간 정리하고 선별한 내용을 문답 형식으로 구성하여 최신의 핵심 정보를 더 쉽고 빠르게 이해할 수 있도록 만들었습니다.

이 책은 다음의 네 가지 주제를 주로 다룹니다. 치매를 야기하는 질병에 관한 정보, 치매 환자의 삶의 질을 개선하고 치매 증상을 관리하는 방법, 치매 환자를 돌보는 가족들의 심리적·육체적 행복과 안녕을 개선하기 위한 조언, 최근에 나온 연구 성과에 관한 요약이 실려 있습니다. 이 책의 도움 말고도 더 심층적인 정보가 필요하다고 느끼는 독자들은 『36시간 길고도 아픈 치매가족의 하루』를 참고하기 바랍니다.

이 책의 내용 일부는 전문가들 사이에 의견이 엇갈리는 사안을 다룹니다. 이런 경우에는 제가 다른 전문가들과 엇갈릴 수 있는 의견을 표현하고 있음을 독자들에게 알리려고 노력했습니다. 지속적으로 연구가 진행 중이고 완전한 공감대가 형성되지 않은 사안에서는 이렇게 의견이 충돌하는 경우가 필연적으로 등장할 수밖에 없습니다. 치매의 예방과 알츠하이머병의 원인도 그런 경우에 해당합니다.

40년간 저는 박식하고 헌신적인 선생님과 동료들을 만나는 큰 행운을 누렸습니다. 이 책에 담긴 답변 중에는 그들에게 배운 내용이 많습니다. 그와 마찬가지로 이 답변 중에는 환자와 간병 보호자로부터 알게 된 정보에서 나온 것도 숱합니다. 이런 식으로 기여해 준 모든 분들에게 큰 빚을 졌지만, 혹시나 오류가 있다면 그것은 온전히 저의 책임입니다. 그리고 티. 로우 앤드 일리노어 프라이스 재단(T. Rowe & Eleanor Price Foundation), 존스홉킨스대학교의 알츠하이머병을 위한 리치맨 패밀리 교수직(Richman Family Professorship for Alzheimer Disease and Related Disorders at Johns Hopkins University), 스템플러 치매연구기금(Stempler Fund for Dementia Research), 미국 국립정신건강센터(National Institute of Mental Health), 미국 국립노화연구소(National Institute on Aging), 미국 국립신경질환 뇌졸중연구소(National Institute of Neurological Disorders and Stroke), 그리고 많은 개인 기부자 등 경제적으로 지원을 해준 모든 분들께 감사드립니다. 이런 지원은 이 책을 비롯해서 공공 교육을 위한 활동에 결정적인 역할을 해주었습니다.

차례

○

1장

기억력이 예전 같지 않아요, 치매인가요?

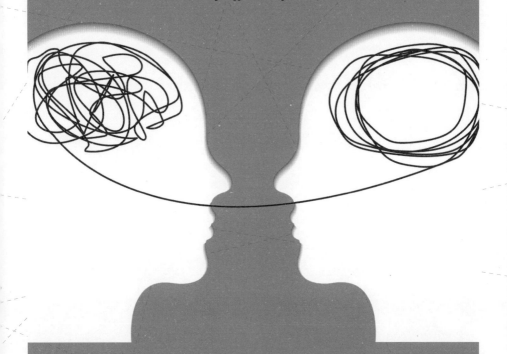

Q1. 나이가 들면 기억력이 저하될 수밖에 없나요?

A1. 30대나 40대부터는 자기가 알고 있는 정보, 특히 이름이나 단어 같은 것을 떠올리기가 더 어려워집니다. 이런 능력을 '자유회상기억(free recall memory)'이라고도 합니다. 이것은 아무런 단서도 없는 상태에서 자기 머릿속에 저장되어 있는 정보를 떠올려 말하는 것을 의미합니다. 연구에 따르면 평균 25세의 사람들은 서로 관련이 없는 단어 10개의 목록을 읽어 주면 몇 분 후에 그중 6개에서 7개 정도의 단어를 떠올릴 수 있습니다. 반면 평균 75세의 사람들은 5개 정도의 단어를 떠올릴 수 있습니다. 이는 나이가 들면서 자유회상기억 능력이 저하된다는 것을 의미합니다. 하지만 그 변화는 그리 극적이지 않습니다.

실험을 바꿔 보면 결과도 달라집니다. 이번 실험은 위의 실험과 마찬가지로 사람들에게 기억할 단어 10개를 제시하면서 시작합니다. 하지만 이번에는 몇 분 후에 최대한 많은 단어를 떠올려 보라고 하는 대신, 20개 단어가 적힌 목록을 보여 줍니다. 그중 10개는 기억하라고 요청했던 단어이고, 나머지 10개는 새로운 단어입니다. 그리고 처음에 기억해 두라고 요청했던 단어 10개에만 동그라미를 치라고 하면 75세 사람이나 25세 사람이나 똑같이 잘합니다. 이것은 기존에 접했던 정보를 정확하게 알아보는 능력인 '재인기억(recognition memory)'은 정상적인 노화과정에 영향을 받지 않는다는 의미입니다. 두 연구에서 이렇듯 서로 다른 연구결과가 나온 것을 보면 정상적인 노화과정에서 모든 유형의 기억력이 한꺼번에 저하되지는 않음을 알 수 있습니다.

거기에 덧붙여 신체적, 정신적 수행 속도 역시 나이가 들면서 느려집니다. 이것은 노인들에게 일을 빨리 수행하도록 압박을 가해도 득될 것이 없다는 의미입니다. 충분한 시간을 주면 노인들도 여러 가지 테스트에서 정상적인 수행능력을 보여 줍니다.

"

Q2. 친구나 가족의 이름이 잘 기억 나지 않고, 하고 싶은 말이 있어도 적당한 단어가 잘 안 떠오릅니다. 이거 걱정할 일인가요?

"

A2. 치매의 정의에는 사고능력(인지능력)의 저하, 그리고 일상적 행위(매일 수행하던 업무, 가사일, 교통수단 이용 등) 능력의 저하, 이 두 가지가 모두 포함됩니다. 인지능력의 변화로 인한 일상적 기능의 저하가 없다면 치매의 기준에 해당하지 않습니다.

하지만 치매 증상이 처음 생길 때는 일상적 기능이 아직 영향을 받지 않는 시기가 존재합니다. 이런 상태를 '경도인지장애'라고 하죠. 이것은 기억력이나 다른 한 가지 인지능력(예를 들면 판단능력이나 지시를 따르는 능력)이 30~45퍼센트 정도 저하되는 것으로 정의됩니다. 현재로서는 이 정도의 기능저하가 있는지 확인하려면 병원에서 신경심리검사를 받는 것이 제일 좋은 방법입니다.

검사는 그 사람이 평생 어떤 수준의 능력을 갖고 있었는지 확인하고, 현재의 능력이 그보다 저하되었는지 여부를 판단하는 식으로 진행됩니다. 자신의 기억력이 자꾸만 염려되는 사람, 자기를 잘 아는 다른 사람들로부터 왜 그렇게 걸핏하면 까먹고, 하는 일도 평소 같지 못하냐는 말을 듣는 사람, 사고능력에 문제가 생겨 일상생활에 지장을 받고 있다고 여기는 사람은 전문가에게 검사를 받아 보아야 합니다. 그러나 이러한 검

다음에 해당하는 사람은 전문가에게 검사를 받아 보아야 한다.
- 자신의 기억력이 몇 주 혹은 몇 달간 지속적으로 염려되는 사람
- 자기를 잘 아는 다른 사람들로부터 왜 그렇게 걸핏하면 까먹고, 하는 일도 평소 같지 못하냐는 말을 듣는 사람
- 사고능력에 문제가 생겨 일상생활에 지장을 받고 있다고 여기는 사람

사는 시간이 많이 걸리고, 비용도 비싸고, 검사를 할 수 있는 전문가를 지역마다 찾아보기도 힘듭니다. 과학자들이 심도 있는 검사가 필요한 사람을 가려낼 수 있는 혈액검사나 다른 생물학적 측정방법('생체지표[biomarker]'라고 합니다)을 찾아내려고 애쓰는 이유도 이 때문입니다.

"

Q3. 경도인지장애와 치매를 빨리 알아차리면
좋은 점이 있나요?

"

A3. 경도인지장애와 치매를 일찍 확인하면 유언장 작성, 대리인 지정을 미리 준비할 수 있을 것입니다. 조기 확인은 환자가 자신의 인생에 필요한 변화를 좀 더 일찍 시작할 수 있게 도와줄 수 있습니다. 그리고 환자에게서 보이는 변화가 의도적인 반발이나 심리적 문제 때문이 아니라 사고능력을 저해하는 장애 때문임을 주변 사람들에게 알리는 데도 도움이 될 것입니다. 그러나 이러한 잠재적 이점에 대해 정확히 연구된 바는 없습니다. 저는 자기에게 치매가 오면 바로 알고 싶다는 사람도 보았지만, 확실한 치료법이 나오지 않는 한 굳이 일찍 알고 싶지 않다고 말하는 사람도 보았습니다. 저는 치매에 대한 보편적 검사는 그것이 환자들의 최종 결과를 개선해 준다거나, 질

병의 경과를 바꿀 수 있는 치료법이 나와 있는 경우에 한해서만 이루어져야 한다고 생각합니다.

"

**Q4. 저는 혼자 사는 사람인데 기억력 때문에 걱정입니다.
요 몇 년 동안 무언가를 기억하는 데 간간이 문제가 생겼는데,
제 친구들도 그건 마찬가지죠. 이 부분을 지난번 주치의 선
생님에게 갔을 때 말해 보았는데, 걱정할 것 없다고 안심시켜
주시더군요. 지금은 은행 업무를 볼 때 문제가 생기기 시작해
걱정입니다. 항상 아무 어려움 없이 해냈던 일이거든요.
그리고 작년에는 세금 신고 서식을 적는 데 도움을 받아야
했습니다. 이것도 항상 혼자서 잘하던 것이거든요.
검사를 받아 봐야 할까요? 누구를 찾아가야 합니까?**

"

A4. 나이가 들면 적당한 단어가 잘 안 떠오르거나, 휴대전화나 안경을 제자리에 두지 않아 못 찾는 경우가 점점 흔해집니다. 하지만 은행 업무, 대중교통 이용하기, 세금 신고 서식 쓰기, 요리, 직장 업무 등 기존에는 자신의 능력으로 문제없이 했던 행동을 하는 데 어려움을 겪는 경우라면 이야기가 달라집니다. 주치의와 연락해서 새로 생긴 증상에 대해 상담을 받아 볼 것을 권합니다. 일반적으로 1차 의료기관에서도 치매검사

는 가능하지만, 만약 나이가 젊거나(만 65세 이하), 사고력 저하로 몇 주 혹은 몇 달간 지속적인 어려움을 겪고 있거나, 힘이 약해지거나, 몸이 떨리거나, 씰룩거리거나, 손발 감각이 마비되는 등 신경학적 장애의 징후가 발생했다면 치매 전문가를 찾아가 보아야 합니다. 1차 의료기관에 연락해서 직접 검사를 해줄 수 있는지, 아니면 전문가에게 의뢰해 줄 수 있는지 물어보는 것이 좋습니다.

2장

치매란 무엇인가요?
알츠하이머병은요?

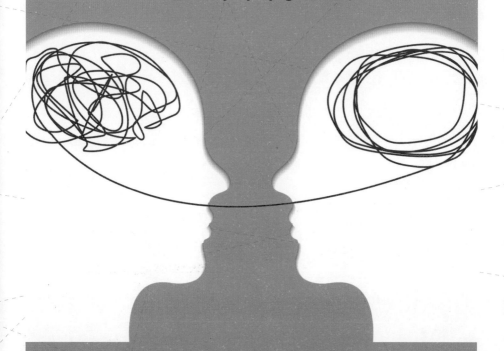

Q5. 치매란 무엇인가요?

A5. '치매'는 다음의 네 가지 특징을 갖추고 있는 모든 질병을 통칭하는 포괄적 용어입니다.

1. 성인기에 시작된다.
2. 사고능력 중 2개 이상의 측면에서 기능 저하를 야기한다 (기억력, 정보의 조직화, 언어, 수학, 지각, 판단 등).
3. 자기관리, 직장 업무, 독립성과 관련된 일상적 활동 중 적어도 하나에서 수행능력 저하를 야기한다.
4. 각성 수준이나 주의력은 손상시키지 않는다.

치매라 불리는 질병은 100가지가 넘습니다. 이런 질병들 모두 위의 네 가지 기준을 충족하지만 그 질병이 손상시키는 사고능력의 구체적인 양상, 야기하는 신경학적 증상, 진행 속도, 원인, 치료 방법 등에서는 차이가 납니다.

알츠하이머병은 치매의 가장 흔한 유형입니다. 명확하게 알츠하이머병이라는 진단이 나오려면 뇌에서 Q7에 설명하고 있는 구체적인 증거가 발견되어야 하지만, 의사가 다음의 기준을 사용해서 환자를 평가한 경우에는 거기서 나오는 진단이 사후에 부검을 통해 확인된 진단과 90퍼센트 넘게 일치합니다.

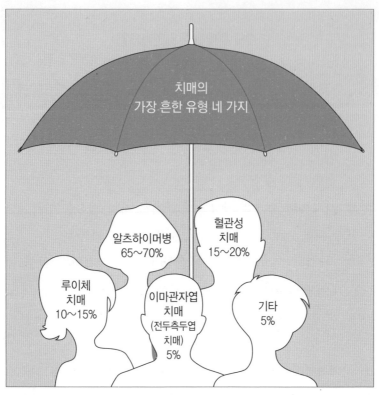

치매의 종류는 99가지가 넘는다. 그중 가장 흔한 네 가지는 알츠하이머병, 혈관성 치매, 루이체치매, 이마관자엽치매이다.

1. 느리게 진행되는 치매. 6개월이 넘는 기간에 걸쳐 기억력이나 다른 인지적 어려움(생각의 어려움)이 천천히 악화되는 경우를 말한다.

2. 신체검사, 신경의학 검사, 정신의학 검사, 실험실 검사, 뇌 촬영 영상에서 나머지 99가지 치매 유형에 해당하는

증거가 나오지 않는다.

3. 기억장애와 더불어 다음의 증상 중 적어도 한 가지가 있다.

- 집행기능(추상, 판단, 개시, 생각이나 행동의 지속과 멈춤)
  의 저하
- 언어표현의 장애(실어증)
- 근력장애나 감각장애에서 기인하지 않은 일상 행동의
  장애(행위상실증)
- 시각적으로 세상을 정확히 지각하는 능력의 장애(시각
  실인증)

4. 만 70세 미만인 경우 알츠하이머병의 존재를 뒷받침하는
   아밀로이드 양성 PET 스캔이나 척수액 표지가 나온다.

"

Q6. 알츠하이머병은 모두 기억장애로 시작하나요?

"

A6. 알츠하이머병이 있는 사람 대다수는 첫 증상으로 새로운 정보를 잘 기억하지 못하는 증상을 겪지만 모든 사람이 그런 것은 아닙니다. 가끔은 적절한 단어를 찾아서 표현하지 못하는 증상, 주변 세상을 정확하게 인식하지 못하는 증상, 직장이나 집에서 제대로 기능하는 능력이 저하되는 증상, 무관심(apathy) 등이 첫 증상으로 나타나기도 합니다.

Q7. 알츠하이머병이 사후 부검을 통해서만
진단 가능하다는 것이 사실인가요?

A7. 의사가 Q5에 설명한 진단 기준을 따르는 경우 생전에 내린 알츠하이머병 진단이 사후 부검을 통해 확인되는 경우가 90퍼센트를 넘습니다. 나머지 10퍼센트에서는 치매에 해당하는 한 개 혹은 몇 개의 다른 질병이 존재합니다. 가까운 장래에는 아밀로이드 PET 스캔(Q9, Q10 참조), 타우(tau) PET 스캔을 촬영하고 척수액을 통해 아밀로이드와 타우의 분해산물을 측정해서 생전 진단의 정확성을 개선할 수 있겠지만, 그런 검사의 유용성은 아직 입증되지 않았습니다.

사후 부검을 해보면 알츠하이머병은 뇌의 특정 영역에서 '신경반'과 '신경섬유매듭'이라는 비정상적인 구조물이 특징적으로 나타납니다. 신경반은 중심부의 아밀로이드 단백질을 뇌세포의 분해산물이 뒤섞여 둘러싸고 있는 모습을 하고 있습니다. 이 구조물들은 세포 사이의 조직에 자리 잡고 있습니다. 신경섬유매듭은 꼬인 타우 단백질 섬유로 이루어져 있습니다. 이 구조물은 세포 안에 자리 잡고 있습니다. Q26에서 이런 구조물들에 대해 더 자세히 다루고 있습니다.

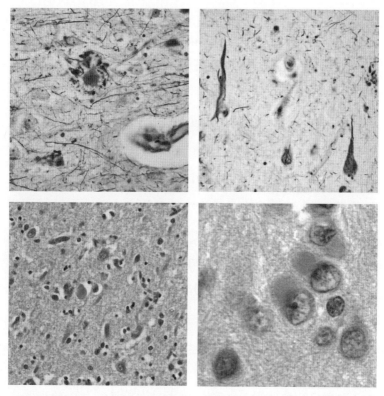

치매에 해당하는 세 가지 질병의 현미경 소견. 신경반(왼쪽 위)과 신경섬유매듭
(오른쪽 위)은 알츠하이머병의 특징이고, 겉질 루이체(왼쪽 아래)는 루이체치매의
특징이고, 픽체(오른쪽 아래)는 이마관자엽치매의 특징이다.

제공: Dr. Richard E. Power, Dr. Olga Pletnikova

Q8. 알츠하이머병은 3단계로 진행된다고 들었습니다.
그 단계들을 어떻게 확인할 수 있나요?

A8. 알츠하이머병의 진행 경과를 설명할 때 널리 사용되는 몇 가지 방법이 있습니다. 각각의 방법마다 장점과 단점이 있지요. 저는 1950년대 초에 처음 기술된 3단계 모형을 선호합니다.

모든 질병은 현저한 다양성이 존재하기 때문에 이들 단계에 대한 설명도 간명하게 일반화한 내용으로 이해해야 할 것입니다. 알츠하이머병이 있는 사람은 평균적으로 10년 정도를 살고, 각각의 단계는 평균 3년 정도 지속됩니다. 하지만 어떤 사람은 첫 증상 발현 후에 3, 4년 만에 사망에 이르기도 하고, 어떤 사람은 20년 넘게 살기도 합니다.

1단계: 기억력, 집행기능 장애
이 단계에 있는 사람들은 새로운 정보를 학습하는 데는 어려움을 겪지만 조금 먼 과거의 정보는 기억합니다. 그리고 좀 더 복잡한 활동을 체계적으로 수행하는 데 어려움이 있고, 사회적 관계에서 잘 드러나지 않는 실수를 저지르기도 합니다.

집행기능(executive function)이란 삶을 체계적으로 살아가는 데 핵심적인 일군의 능력들을 말합니다. 여기에 포함되는 것으로는 어떤 활동을 언제 시작하고, 지속하고, 변화를 주고, 멈춰야 할지 아는 능력이나 추상화 능력, 일반화 능력, 사회적 단서 감지능력 등이 있습니다.

이 단계에 있는 사람들은 혼자서도 생활을 유지할 수 있는 경우가 많지만 질병이 진행되면서 그런 능력도 함께 저하됩니다. 이런 이들에게는 항상 즐겨오던 활동을 이어 가고, 가족 행사에도 참여하고, 자신이나 타인에게 해를 미칠 위험이 크지 않은 한은 사회적 활동도 계속하도록 격려해 주어야 합니다. 어떤 사람은 일을 할 능력이 있지만 전보다 많은 감독을 필요로 할 수도 있습니다.

2단계: 언어, 행위, 시지각 장애

이 단계는 언어, 행위, 시지각 등 인지의 세 가지 측면에서 나타나는 장애를 특징으로 합니다. 각각의 측면에서 나타나는 장애의 정도는 사람에 따라 아주 다르기 때문에 각각의 측면에서 개인에게 남아 있는 능력과 한계를 정확히 확인하는 것이 중요합니다. 이 단계에서 나타나는 증상을 '겉질 증상'이라고 부르기도 하는데 뇌의 이런 기능들이 뇌의 바깥층인 겉질(cortex)에서 일어나기 때문입니다.

언어: 알츠하이머병이 있는 사람은 말로 자신을 표현하는 능력과 자기한테 하는 말을 이해하는 능력 모두에 문제가 생길 수 있습니다. 이런 언어장애를 의학적으로는 '실어증'이라고 합니다. 이 증상은 뇌의 언어 영역에 뇌졸중이나 손상을 입은 사

람한테 나타나는 것과 비슷합니다.

　이런 언어장애가 일어나면 자기가 하고 싶은 말을 표현하기가 어려워집니다. 가끔씩 자기가 말하려고 하지 않았던 말을 하거나, 아무런 의미가 없는 말을 하거나, 자기가 하고 싶은 말을 표현하지 못하게 됩니다. 질문에 정확하게 답하지 못하게 될 수도 있습니다. 예를 들면 아프다는 말을 하지 못하거나, 어디가 언제 아픈지 설명하지 못하기도 합니다.

　자기한테 하는 말을 이해하지 못하는 사람은 지시를 따르는 데도 어려움을 겪습니다. 이것을 검사하는 방법은 여러 단계로 구성된 일을 수행하도록 요청해 보는 것입니다. 예를 들어 "앞에 있는 접시를 가지고 부엌으로 가서 디저트 좀 담아오세요." 라고 부탁하면 부엌에 가는 것까지는 하지만 그다음 단계의 일을 하지 않거나, 그런 부탁을 하고 있는 사람을 빤히 쳐다보고만 있기도 합니다.

　실어증이나 언어장애를 겪고 있는 사람과의 소통은 길고 복잡한 문장보다는 짧은 구절이나 문장으로 말하고, 자신이 말하거나 물어본 내용을 간결하게 되풀이해서 말하거나, 시각적 단서(손으로 가리키기 등)와 촉각 등의 비언어적 소통 방식을 이용하고, 여러 단계로 이루어진 일을 요청하지 말고, 한 번에 한 가지 일만 요청하는 등의 방법으로 개선되는 경우가 많습니다. 언어병리학자, 심리학자, 간호사, 의사들은 특정 개인과의 소통을 증진하는 방법을 확인하는 데 도움을 줄 수 있습니다.

입말을 표현하고 이해하는 데 어려움을 겪고 있는 사람과의 소통이 다음의 방법을 통해 개선되는 경우가 많다.

- 길고 복잡한 문장보다는 짧은 구절이나 문장으로 말하기
- 자신이 말하거나 물어본 내용을 간결하게 되풀이해서 말하기
- 시각적 단서(예를 들면 손으로 가리키기)나 촉각 등의 비언어적 소통 방식을 활용하기
- 여러 단계로 이루어진 일을 요청하지 말고, 한 번에 한 가지 일만 요청하기

행위: '행위상실증'이라는 단어는 근력이나 감각이 정상인데도 불구하고 이미 학습된 신체활동을 수행하지 못하는 것을 이릅니다. 예를 들면 옷 입기, 요리하기, 목욕하기, 식기 사용하기 등에 어려움을 느끼는 경우를 말합니다. 알츠하이머병의 모든 증상과 마찬가지로 이런 장애도 점진적으로 발생합니다. 그런 활동을 부분적으로는 수행할 수 있어도 그중 가장 복잡한 부분은 하지 못합니다. 예를 들면 바지나 블라우스 등을 몸에 걸칠 수는 있어도, 허리띠나 브래지어를 차거나, 지퍼를 잠그는 등의 행동은 하지 못합니다.

행위상실증이 있는 사람을 관찰해 보면 그 사람이 아직 스스로 할 수 있는 부분은 무엇이고, 도움이 필요한 부분은 무엇인지 보이는 경우가 많습니다. 예를 들어 옷 입기를 힘들어 하는 경우라면 바지는 걸칠 수는 있는데 허리띠는 못 매지 않는

지 관찰해 보아야 합니다.

능력장애가 있는 사람을 돕는 목적은 그 사람이 독립성을 최대한으로 유지하면서 그와 동시에 그 사람이 스스로 할 수 없는 일을 완수할 수 있게 돕는 것입니다. 예를 들어 식기를 사용하는 데 어려움이 생기기 시작하면 몇 달이나 몇 년에 걸쳐 이런 기술을 완전히 잃게 됩니다. 나이프는 사용하기 어렵지만 다른 식기는 사용할 수 있는 사람이라면 음식을 내오기 전에 음식을 잘라서 내오면 나이프 없이 포크와 숟가락만 가지고 식사를 할 수 있을 것입니다. 이렇게 해주면 완전히 독립적으로 생활할 수 있습니다.

그 사람이 과제를 수행하면서 어려움을 겪고 있을 때 각각의 단계별로 설명해 주면 그 사람을 진정시킬 수 있고, 옷 입기, 목욕하기, 의자에서 일어나기, 식사하기 등의 활동에서 도움을 받아들일 수 있게 해줍니다.

시지각: 알츠하이머병이 있는 사람은 시지각의 몇몇 측면에서 점진적으로 어려움을 겪게 됩니다. 이런 장애를 '실인증'이라고 합니다. 실인증이 있는 사람 중에는 가족의 얼굴이나 장소를 알아보지 못하는 사람도 있습니다. 어떤 사람은 자기 앞에 몇 가지 사물이 있음에도 한 번에 한 가지밖에 관찰하지 못합니다. 예를 들면 이런 사람은 접시 위에 몇 가지 과일이 올라가 있는 상황에서도 접시에 사과만 있다고 말하기도 합니다. 실인증이 있는 사람은 목소리로는 사람을 알아보지만 얼굴을

보아서는 알아보지 못할 수 있습니다.

익숙한 장소를 알아볼 수 없다는 것은 그 사람이 항상 낯선 환경에 놓여 있게 된다는 의미입니다. 치매가 있는 사람에게는 이것이 흔한 스트레스 요인이지만, 그 사람을 안아주고, 대화에 끌어들이고, 즐길 수 있는 활동을 찾아주면 사람과 연결되어 있다는 느낌을 받도록 도와줄 수 있습니다.

3단계: 신체능력의 저하

이 단계에서는 걷기, 배뇨와 배변의 조절, 삼키기 등의 활동에 점진적으로 문제가 생깁니다. 그렇다고 모든 사람에서 이런 증상이 생기는 것은 아니며, 이런 증상이 누구한테는 생기고, 누구한테는 생기지 않을지 예측하는 것도 불가능합니다.

3단계 증상이 생긴 사람은 더 많은 물리적 뒷받침이 필요합니다. 화장실에 가고, 걷는 데 도움이 필요할 수 있습니다. 단계가 더 진행되면 음식을 아주 작은 조각으로 자르거나 아예 갈아서 용이하게 삼킬 수 있도록 도와줘야 할 수도 있습니다. 낙상도 아주 흔히 일어나고, 경우에 따라서는 걷는 능력을 상실할 수도 있습니다.

Q9. 뇌 스캔 촬영은 어떻게 작동하나요?
이를 통해 치매의 여부와 종류도 확인할 수 있나요?

A9. 뇌 스캔은 다양한 소립자를 이용해 뇌의 내용물을 시각화해서 보여 줍니다. 표준 X레이 촬영은 뼈와 물은 구분할 수 있지만, 뇌 조직은 시각화해서 보여 주지 못합니다. 뇌 조직이 대부분 물로 구성되어 있기 때문이죠.

CT 스캔은 다양한 각도에서 여러 장의 X레이 사진을 촬영합니다. 그럼 컴퓨터 프로그램이 이 정보를 가지고 뇌의 연조직 사진과 머리뼈 사진을 만들어 냅니다.

MRI 스캔은 강력한 자석을 이용해서 아주 짧은 시간 동안 자기장을 만들어 냅니다. 이 자기장이 물 분자들을 정렬하면 컴퓨터 화면에 띄울 수 있는 영상이 만들어집니다. MRI 스캔은 뇌 조직, 피의 흐름, 활발하게 일하고 있는 뇌세포들을 직접 시각화할 수 있습니다.

하지만 CT 스캔이나 MRI 스캔 모두 알츠하이머병을 진단할 수는 없습니다. 이런 스캔으로는 예전의 뇌졸중과 새로 생긴 뇌졸중, 뇌종양, 뇌 농양, 정상뇌압수두증, 경막하혈종(뇌를 감싸는 막과 뇌 조직 사이에 고인 피가 뇌를 압박해서 증상을 야기하는 질환) 등을 확인할 수 있습니다.

PET 스캔은 방사능 화학물질을 관심을 두고 있는 다른 화합

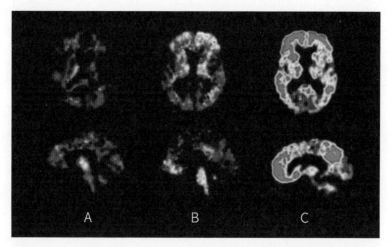

인지기능이 정상인 사람과 알츠하이머병이 있는 사람의 뇌에 축적된 다양한 수준의 아밀로이드 축적을 보여 주는 아밀로이드 베타 PET 스캔. A는 인지기능이 정상인 사람의 뇌로 아밀로이드 침착의 증거가 보이지 않는다. B는 70세를 넘긴 인지기능이 정상인 사람의 뇌로, 아밀로이드 침착의 증거가 조금 보인다. C는 알츠하이머병이 있는 사람의 뇌로 현저한 아밀로이드 침착 소견을 나타낸다.

물에 결합시켜 사람의 혈류로 주사하는 방법을 사용합니다. 이 방사능 화합물이 '양전자(positron)'라는 입자를 방출하는데 이것을 포착해서 사진으로 전환하는 것입니다.

포도당(fluoro-deoxy glucose) PET 스캔은 알츠하이머병 및 이마관자엽치매과 관련된 뇌 대사 감소의 뚜렷한 패턴을 감지할 수 있습니다.

아밀로이드 PET 스캔은 뇌에 존재하는 비정상적인 단백질을 보여 줄 수 있습니다. 그리고 존재하는 경우에는 그 위치도 확인할 수 있죠.

　SPECT 스캔은 '광자'라는 방사능 입자를 이용합니다. PET 스캔으로 나오는 영상보다는 덜 자세하지만 비용이 그보다 저렴합니다. SPECT 스캔은 루이체치매와 파킨슨병 치매를 진단할 때 사용합니다.

"

Q10. 아밀로이드 PET 스캔이 70세 미만 사람한테만 도움이 되는 이유가 뭔가요?

"

　A10. 70세가 넘으면 사고능력이 정상인 사람 중에서도 아밀로이드 PET 스캔에서는 '양성'으로 나오는 경우가 많기 때문입니다. 뇌 스캔에 베타아밀로이드 침착이 보인다는 의미죠. 이것이 Q9의 그림에 나와 있습니다. 나이가 70세 이상이면서 사고능력은 정상이지만 아밀로이드 PET 스캔은 비정상인 사람이 모두 결국에는 알츠하이머병이 생기는 것인지는 현재로서는 밝혀지지 않았습니다.

A11. 치매를 진단할 때 피 검사를 하는 이유는 치매의 증상을 야기할 수 있는 질병들이 있기 때문입니다. 그런 예로는 비타민 B_{12} 결핍이나 갑상선, 신장, 간, 부신의 질병 등이 있습니다. 혈액검사를 하면 이런 질병이나 치료가 가능한 다른 잠재적인 치매의 원인을 확인할 수 있죠. 흔치 않은 치매의 원인도 있는데, 이런 것이 의심되면 의사가 특별한 혈액검사를 지시할 수도 있습니다. 혹은 특정 약물의 혈중 농도를 확인해서 복용량이 너무 높아 인지장애를 일으키는 것은 아닌지 판단할 수도 있죠. 과학자들은 알츠하이머병의 진단을 도와줄 혈액검사 방법을 개발하려고 연구 중입니다만 아직까지 충분히 정확한 방법으로 입증된 것은 나와 있지 않습니다.

“

Q12. 알츠하이머병을 제외한 99가지 유형의 치매를
진단할 수 있는 구체적인 검사 방법이 있나요?

”

A12. 다른 유형의 치매나 다른 치매 원인들은 각자 알츠하

이머병과는 차이가 있는 별개의 임상소견을 갖고 있습니다. 따라서 정확한 진단은 다음과 같은 요인에 달려 있습니다.

- 환자의 증상이나 걱정으로부터 의사가 이끌어 낸 정보: 증상이 갑자기 생겼거나, 시간이 흘러도 악화되지 않았거나, 새로운 약물복용을 시작하는 시점에 생겼거나, 몇 달 밖에 안 됐을 때는 알츠하이머병이 아닌 다른 장애가 의심됩니다.
- 신체상태 검사와 정신상태 검사에서 나온 소견: 환자를 처음 평가했을 때 근력저하, 감각 소실, 불안정함, 지속적인 졸림, 우울증 등이 관찰된다면 알츠하이머병이 아닌 다른 장애가 의심됩니다.
- 실험실 검사 결과: 이 결과에 따라 알츠하이머병이 아닌 다른 질병을 의심해 볼 수 있습니다.

치매 가능성이 있는 사람은 모두 철저한 평가가 필요합니다. 이런 증상을 야기하는 원인을 발견해서 치료가 가능할 수도 있기 때문입니다.

Q13. 경도인지장애도 치매에 해당하나요? 경도인지장애가 있는 사람이 치매에 걸릴 가능성은 얼마나 되나요?

A13. 경도인지장애는 정상적인 노화와 치매의 중간 상태라고 생각하면 됩니다. 경도인지장애와 치매를 평가하는 방법은 동일하지만 경도인지장애에서는 다음과 같은 특징이 나타납니다.

- 사고능력의 여러 측면 중 한 가지에서만 저하가 일어날 수 있다.
- 사고능력의 측면에서 나타나는 기능 저하가 치매에서 보이는 저하만큼 심각하지는 않지만 정상적인 노화에서보다는 크다.
- 본인은 일상적인 기능에서 어떤 기능 저하도 느끼지 않을 수 있다.

경도인지장애의 기술적 정의는 인지수행능력 검사에서 나이와 교육수준이 비슷한 사람들과 비교했을 때 표준편차로 1.5에서 2 정도 저하가 일어난 경우를 말합니다. 이는 이런 기능저하가 의미가 있을 가능성이 30%에서 65%임을 말해 줍니다. 반면 치매로 진단하기 위해서는 같은 검사에서 이런 가능성이

95%가 나와야 합니다.

경도인지장애로 진단받은 사람들은 그 후로 매년 10% 정도가 치매에 걸립니다. 즉 경도인지장애로 진단을 받은 사람 중 약 50% 정도는 진단을 받고 5년 안에 치매의 진단 기준을 충족하게 된다는 의미죠. 경도인지장애가 있다가 치매가 걸린 사람의 경우는 알츠하이머병이 그 기저질환으로 깔려 있는 경우가 많지만, 경도인지장애는 혈관성 치매, 루이체치매, 파킨슨병 치매 등 치매에 해당하는 다른 질병의 첫 증상일 수도 있습니다.

경도인지장애의 진단기준을 충족하는 사람들 중 약 25%는 1년 후에 정상으로 되돌아오지만 이런 사람들도 여전히 장기적으로는 치매 발생 위험이 높습니다.

**Q14. 아내를 가까운 기억력센터에 데려갔는데
거기서 신경심리검사를 권하더군요.
검사 비용이 비싸 보이는데 꼭 해봐야 할까요?**

A14. 인지검사는 두 가지 수준으로 이루어집니다. 1차 진료의사, 신경과의사, 노인과의사, 정신과의사는 5분에서 10분 정도 걸리는 짧은 인지검사를 수행합니다. 이 검사는 기억, 집행

기능, 지각, 언어 등의 능력을 평가합니다(Q8 참조).

신경심리학자는 훨씬 자세하고 포괄적인 일련의 검사를 수행할 수 있도록 훈련을 받은 사람입니다. 이 검사 결과는 어떤 상황에서는 대단히 유용하지만 정확한 진단을 내리거나, 치매의 심각성을 평가하거나, 치료를 권고할 때 꼭 필요하지는 않을 때가 많습니다. 이 검사는 비용도 비싸고 시간도 많이 걸리기 때문에 저의 경우에는 아래 나온 상황에서만 이 검사를 권하고 있습니다.

신경심리학자가 시행하는 검사는 정상적인 노화를 경도인지장애 및 치매의 초기 증상과 구분하는 데 특히나 유용합니다(Q2 참조). 우울증이 의심되거나, 실제로 우울증이 있는 경우에는 심도 깊은 검사가 도움이 됩니다. 어떤 검사는 기분장애를 인지장애와 구분하는 데 도움을 줄 수 있고, 양쪽 장애가 모두 존재한다는 것을 암시해 줄 수도 있기 때문입니다. 신경심리학 검사는 인지기능 중 어느 측면이 상대적으로 덜 영향을 받았고, 어느 측면이 심각한 장애가 생겼는지 확인할 때도 도움이 됩니다. 이런 부분에서 판단을 내리면 치매의 구체적인 원인을 확인하는 데 도움이 될 수 있습니다.

신경심리학 검사는 특이한 상황에서 매우 도움이 됩니다. 예를 들면 해당 환자가 젊거나, 직장에서 어려움을 겪고 있거나, 원인을 알 수 없는 증상을 경험하고 있을 때 등입니다. 경도인지장애나 치매의 초기 증상을 경험하고 있는 것인지 확실히 알 수 없는 경우에도 신경심리학 검사를 해두면 그 이후에 진행할 검사에서 비교 판단의 기준으로 요긴하게 사용할 수 있습니다.

<blockquote>

Q15. 어머니가 1차 진료 의사에게 혈관성 치매로 진단을 받으셨습니다. 치매의 유형을 확인하는 것이 정말로 중요한가요?

</blockquote>

A15. 혈관성 치매는 정확히 진단하기가 가장 어려운 치매입니다. 치매 전문가가 혈관성 치매로 진단을 내린 경우에도 부검을 해보면 25%에서 50% 정도가 오진입니다. 알츠하이머병인 경우 정확한 진단이 내려지는 경우가 많습니다. 하지만 지난 10년 동안 알츠하이머병과 혈관성 치매 사이의 관계가 복잡하다는 것이 명확해졌습니다. 이 둘은 함께 일어나는 확률이 그냥 우연에 의한 확률보다 더 높습니다. 그래서 많은 전문가들이 뇌의 혈관성 질환이 알츠하이머병의 발병에 기여할 가능성이 높다는 결론을 내리고 있습니다.

혈관성 치매는 신경학적 검사에서 기존에 뇌졸중이 있었다는 흔적이 보이거나, 뇌의 MRI 스캔이나 CT 스캔에서 하나 이상의 뇌졸중 증거가 나타나는 경우에 가장 정확한 진단이 이루어집니다. 하지만 어떤 의사들은 MRI 스캔에서 뇌졸중의 증거가 없어도 뇌의 혈관성 질환에 해당하는 변화만 보이면 혈관성 치매로 진단을 내립니다. 저는 혈관성 치매의 가능성이 높다고 진단받은 사람은 알츠하이머병의 존재 여부를 신중히 평가해 보아야 하며, 알츠하이머병의 치료도 고려해 보아야 한다고 믿습니다. 두 병이 모두 존재할지도 모르기 때문입니다.

저는 최대한 정확한 진단을 내리는 것이 정말 중요하다고 믿습니다. 만약 진단이 혈관성 치매로 나오고 이후로 뇌졸중을 예방할 수 있다면, 그 사람은 더 이상의 기능 저하가 일어나지 않을 것입니다. 정상뇌압수두증(Q89 참조)과 만성 경막하혈종 등 치매의 일부 원인은 수술 치료가 가능합니다. 정확한 진단이 나오면 알츠하이머병 치료제나 루이체치매 치료제를 처방해야 하는지 여부도 판단할 수 있습니다. 정확한 진단은 미래에 발생할 새로운 증상을 예측하는 데 도움이 됩니다. 이것은 환자를 돌볼 계획을 세울 때 대단히 소중한 정보로 작용할 것입니다.

Q16. 루이체치매는 무엇인가요?
이것은 어떻게 진단하고 치료하나요?

A16. 루이체치매는 1980년대에 치매의 흔한 유형으로 확인되었습니다. 루이체(Lewy body)는 파킨슨병의 현미경 소견에서 나타나는 전형적인 병리학적 특징입니다. 파킨슨병에서는 루이체가 일반적으로 '흑색질(substandia nigra, 흑질)'이라는 뇌의 특정 영역에서 보입니다. 보통 검게 보인다고 해서 이런 이름이 붙어 있죠.

루이체치매는 영국의 의사들이 처음으로 확인하였습니다. 이 의사들은 생전에 알츠하이머병으로 진단을 받은 일부 환자의 사후 부검을 해보고 뇌의 바깥층인 겉질에서 루이체를 발견했습니다(Q9의 그림 참조). 의사들이 이 환자들의 진료 기록을 살펴보았더니 거의 모든 환자의 질병 초기 단계에서 환시(visual hallucination)와 약한 파킨슨증(Parkinsonism)이 나타났었습니다.

치매와 파킨슨병 비슷한 증상이 1년 미만의 시차를 두고 발생할 때 루이체치매의 진단을 내립니다. 루이체치매 환자의 85% 정도는 환시를 경험합니다. 루이체치매가 있는 사람은 도파민 수용체 SPECT 스캔에서 비정상적인 소견이 나옵니다.

Q17. 파킨슨병이 치매를 일으키나요?

A17. 파킨슨병의 효과적인 치료법이 나오기 전에는 전문가들이 이 질문을 두고 논란이 많았습니다. 파킨슨병에서 특징적으로 나타나는 느려진 행동과 속삭이는 듯한 말투를 치매에서 전형적으로 나타나는 사고능력의 변화와 분간하기 어려웠기 때문입니다. 지금은 파킨슨병 치료제가 워낙 효과가 좋아져서 파킨슨병 환자들의 삶의 질이 극적으로 향상되었고, 운동 증상도 약해지고, 수명도 길어졌습니다. 하지만 그 바람에 파킨슨병 환자 중 절반 이상이 어느 시점에 가서는 인지능력이 저하된다는 것이 드러나게 됐죠. 이것을 '파킨슨병 치매'라고 부릅니다.

파킨슨병이 있는 사람 중에는 신체 증상이 나타난 지 여러 해가 지나도 인지기능 저하가 일어나지 않는 사람이 많습니다. 파킨슨병 환자 중에는 알츠하이머병이 생기는 사람도 있죠. 양쪽 질병 모두 나이가 들면서 흔해지는 병이기 때문입니다. 파킨슨병 치매를 앓는 사람은 자기가 알고 있는 지식에 접근하는 데 어려움이 있고, 초기에 시지각에 문제가 생깁니다. 파킨슨병이 있는 사람 중에는 충분한 시간이 주어지면 질문에 정답을 말하고, 행동을 올바르게 수행할 수 있는 사람이 많습니다. 이것은 치매가 아니라 그냥 느려진 것뿐입니다.

1년 이상 파킨슨병을 앓다가 치매 증상이 시작된 경우 파킨슨병 치매로 진단 내립니다. 파킨슨병 치매가 있는 사람들은 보통 기억, 집행기능, 지각에 장애가 생기지만 언어나 실행력(이것과 관련된 증상에 대해서는 Q8을 참조)에는 장애가 생기지 않습니다. 파킨슨병과 파킨슨병 치매 모두에서 도파민 수용체 SPECT 스캔은 비정상 소견이 나옵니다.

파킨슨병에 의해 정신적, 육체적 수행 속도가 느려질 수 있지만 이것이 치매와 동일한 것은 아니다. 파킨슨병이 있는 사람 중에는 충분한 시간이 주어지면 질문에 정답을 말하고, 행동을 올바르게 수행할 수 있는 사람이 많다. 이것은 치매가 아니라 그냥 느려진 것 뿐이다.

Q18. 이마관자엽치매가 뭔가요? 타우병증은 또 뭐죠?

A.18 이마관자엽치매는 임상 증상은 각자 다르지만 현미경에서는 비슷한 비정상적 소견이 보이는 일군의 질병을 일컫는 용어입니다. 포도당 PET 스캔과 MRI를 찍어 보면 뚜렷한 비정상적 소견을 발견할 수 있습니다(Q9의 그림 참조).

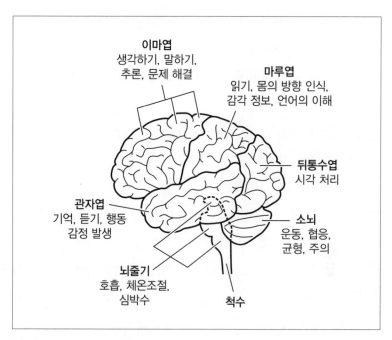

이마엽
생각하기, 말하기,
추론, 문제 해결

마루엽
읽기, 몸의 방향 인식,
감각 정보, 언어의 이해

뒤통수엽
시각 처리

관자엽
기억, 듣기, 행동
감정 발생

소뇌
운동, 협응,
균형, 주의

뇌줄기
호흡, 체온조절,
심박수

척수

뇌엽(대뇌 반구를 부위에 따라 나눈 각 부분)

　이 병은 뇌의 비정상적 소견이 주로 발견되는 부위에서 이름을 따왔습니다. 이마관자엽치매는 이마엽(frontal lobe, 전두엽), 관자엽(temporal lobe, 측두엽), 혹은 양쪽 모두에서 시작되죠. 반면 알츠하이머병은 더 심부에 자리 잡은 뇌 구조물로부터 유래하고, PET 스캔을 찍어 보면 비정상적 소견이 마루엽(parietal lobe, 두정엽)에서 나타납니다.

　이마관자엽치매의 초기 단계에는 증상이 두 개의 범주로 나뉘는 경우가 많습니다. 언어형 이마관자엽치매는 입말을 표현하고, 이해하는 부분에서 생기는 장애로 시작됩니다. 이 중 일부 형태에서는 당사자가 자기가 겪는 말하기의 어려움을 인식하고 좌절을 느끼는 반면, 일부 형태에서는 당사자가 그런 문제점을 인식하지 못합니다.

행동형 이마관자엽치매는 이마엽에서 시작합니다. 이마엽은 집행기능을 통제하는 뇌 영역입니다. 집행기능이란 사고능력 중에서 인지기능을 감독하고, 지휘하고, 조정하는 측면을 말합니다(Q8 참조). 정신적 유연성을 유지하고 사회적 단서를 이해할 수 있는 것은 이 집행기능 덕분입니다. 집행기능이 대단히 복잡하고 미묘하게 작동하는 것을 생각하면 이 질병의 시작 단계에서는 증상을 찾아내기 어려운 것이 당연해 보입니다. 집행기능 장애의 초기 징후로는 무관심(apathy, 어떤 행동을 개시하기가 어려움), 힘든 상황에서의 유연성 부족, 사회적으로 부적절한 언어나 행동, 부적절한 지출, 그리고 업무, 살림, 세금 납부 등의 일처리에 따르는 어려움 등이 있습니다.

양쪽 유형 모두 질병이 발생하고 처음 몇 년 동안은 기억력이 온전한 경우가 많습니다. 이런 사례를 보면 기억력 상실이 치매 진단에서 필수가 아닌 이유를 알 수 있습니다. 하지만 시간이 지나면서 대개 양쪽 유형의 증상이 모두 생깁니다. 현재 이마관자엽치매 환자의 1/3 정도는 질병의 유전적 원인을 갖고 있지만 대다수의 이마관자엽치매 환자에서는 원인을 찾지 못하고 있습니다.

부검을 해보면 이마관자엽치매에서 나타나는 현미경적 특성으로는 타우 단백질(tau protein) 침착, 이마엽과 관자엽의 세포 손실, 과립공포변성(granulovacuolar degeneration)이라는 거품 모양 패턴 등이 있습니다. 일부 이마관자엽치매 환자는 픽체(Pick body, 1911년에 알츠하이머[Alzheimer] 박사가 처음으로 기술한 또 다른 비정상적인 현미경 소견)와 비정상적인 단백질인 TDP-43도 가지고 있습니다(Q7의 그림 참조).

타우병증(tauopathy)이란 현미경에서 타우 단백질 침착이 관찰되는 질병을 통칭하는 용어입니다. 이마관자엽치매에 더해서 진행성 핵상마비(progressive supranuclear palsy)도 타우병증에 해당합니다. 이 병에 걸린 사람은 몸이 뻣뻣해지고, 목이 뒤로 휘고, 움직이고 생각하는 속도가 느려지고, 눈동자를 자의적으로 움직이는 능력을 상실합니다. 또 다른 타우병증으로 겉질바닥핵변성(cortical basal ganglionic degeneration, 피질기저핵변성)이 있습니다. 겉질바닥핵변성 환자는 팔다리의 근력이 약해졌다는 증거가 없는데도 팔과 다리를 인식하지 못하거나, 사용하지 못합니다.

Q19. 아밀로이드 혈관병이 뭔가요?
아버지가 작년에 51세의 나이로 이 진단을 받으셨는데
더 이상은 독립적인 생활이 불가능해요.

A19. 대뇌 아밀로이드 혈관병(cerebral amyloid angiopathy)은 반복적인 뇌졸중이 치매로 이어진 질병입니다. 이 병은 뇌의 혈관 벽을 따라 베타 아밀로이드 단백질이 침착되어 야기됩니다. 이런 침착이 일어나면 혈관벽이 약해져서 잘 터지게 됩니다. 이렇게 해서 뇌 속에서 출혈이 일어나는 경우를 '출혈성 뇌졸중(hemorrhagic stroke)'이라고 하죠.

대뇌 아밀로이드 혈관병은 중년기에 생깁니다. 이런 사람들은 여러 차례의 뇌졸중을 겪었기 때문에 몇 년 안으로 독립적인 생활이 불가능해질 때가 많습니다.

좀 더 전형적인 형태의 알츠하이머병이 있는 사람도 뇌의 더 작은 혈관을 따라 아밀로이드가 침착됩니다. 이것이 알츠하이머병과 혈관성 치매가 함께 발생하는 확률이 그냥 우연에 의한 확률보다 더 높게 나오는 한 가지 이유일 수도 있습니다.

현재까지는 이 병의 치료법이 없습니다. 혈압을 낮게 유지해도 뇌로 일어나는 출혈을 예방할 수 없습니다. 아밀로이드를 낮추는 약물이 뇌졸중의 위험을 낮춰 줄지 여부는 아직 밝혀지지 않았습니다.

Q20. 만성외상성뇌병증은 무엇인가요?

A20. 이미 100년 전부터 권투선수들이 치매가 걸릴 위험이 높다는 것은 잘 알려져 있었습니다. 약 60여 년 전에는 권투선수들의 뇌 부검 연구를 통해 신경섬유매듭의 존재가 확인되었습니다. 이것은 알츠하이머병에서 보이는 비정상 소견 중 하나입니다. 과거에는 권투와 관련이 있다고 해서 이 치매를 '권투선수 치매(dementia pugilistica)'라고 불렀지만 지금은 만성외상성뇌병증(chronic traumatic encephalopathy)이라고 부릅니다.

만성외상성뇌병증은 미식축구, 아이스하키, 축구 등 머리에 반복적으로 외상을 입는 운동선수와 관련이 있는 것으로 보여서 근래에 많은 관심을 받았습니다. 다른 조건에서 뇌진탕과 머리 외상을 반복적으로 겪는 사람들도 마찬가지로 만성외상성뇌병증의 위험이 올라간다는 증거가 쌓이고 있습니다. 현재로서는 이 병을 확인할 방법은 사후 부검밖에 없는데, 부검을 해보면 실제로 뇌의 접힌 부분 깊숙한 곳에서 타우 단백질의 침착이 보입니다.

이 병과 알츠하이머병 사이의 관계는 불분명한 상태이고, 현재 맹렬하게 연구가 진행 중입니다. 만성외상성뇌병증과 알츠하이머병 모두 타우 단백질 침착이 특징적으로 나타나지만 뇌 속 침착 부위는 일반적으로 차이가 있습니다. 알츠하이머병으로 사망한 사람은 부검을 해보면 보통 신경반도 함께 갖고 있습니다. 일반적으로 알츠하이머병에서는 기억장애가 첫 증상이지만 만성외상성뇌병증에서는 그렇지 않을 수도 있습니다. 만성외상성뇌병증 환자는 연구 사례가 훨씬 적기 때문에 현재로서는 이 질병에 대해 일반적인 특징이 뭐라고 꼬집어 말하기가 어렵습니다. 만성외상성뇌병증의 제일 초기 증상은 이마엽의 직간접적 손상과 관련이 있는 것으로 가늠하고 있습니다. 초기 증상으로는 쉽게 흥분하기, 무관심, 성격 변화, 판단능력 장애 등이 있는 것으로 여겨집니다.

"

Q21. 알코올이나 다른 약물도 치매를 일으킬 수 있나요?

"

A21. 여러 가지 처방약, 비처방약, 그리고 합법적, 불법적 물질들이 인지장애를 일으킬 수 있습니다. 알코올을 과도하게 장기 섭취하면 뇌세포의 기능에 직접적으로 장애를 일으킬 수 있지만 알코올이 그 자체로 영구적 인지장애를 일으킬 수 있는지에 대해서는 전문가들도 의견이 엇갈리고 있습니다. 원인을 입증하기 어려운 이유 중 하나는 과음을 하는 사람들은 영양결핍에 의한 인지기능 저하의 위험도 높아져 있고, 낙상을 당하거나, 머리에 가격을 당하거나, 자동차 사고 등으로 외상성

뇌 손상을 입을 위험 역시 높기 때문입니다.

장기적인 대마초 사용은 일부 사람에서 인지장애를 일으키는 것으로 입증되었습니다. 아편제(모르핀, 헤로인, 코데인 등) 같이 진정효과가 있는 약물들은 호흡을 억제하기 때문에 산소 부족으로 인한 뇌세포의 사멸을 일으킬 수 있습니다. 진정효과가 있는 벤조디아제핀 계열 약물(디아제팜, 알프라졸람, 로라제팜 등)은 직접적으로 작용해서 새로운 기억의 형성을 방해할 수도 있습니다. 약을 중단하지 않으면 이런 변화가 비가역적으로 변하는 경우가 많습니다. 벤조디아제핀을 고용량으로 복용하면 호흡을 억제해서 산소 결핍으로 뇌세포를 죽게 하고, 그 결과 치매가 발생할 수 있습니다. 휘발성 유기화합물(휘발유, 스프레이 페인트, 용제 등)을 들이마시면 뇌세포 기능에 영구적인 장애를 일으켜 인지기능 저하, 불분명한 발음, 균형감각 저하 등을 야기할 수 있습니다.

많은 처방약과 비처방약이 기억 형성에 장애를 일으키고, 인지장애를 일으킬 수 있습니다. 이런 약에 해당하는 것으로는 디펜히드라민 같은 항히스타민제를 비롯해서 다음과 같은 상황에서 복용하는 약들이 포함됩니다. 고혈압, 심박동장애, 통증(아편제나 이부프로펜, 나프록센 같은 비스테로이드항염증약[NSAIDs] 등), 세균 감염(페니실린, 시프로플록사신 등), 바이러스 감염, 우울증, 정신병, 근경직과 근강직, 호흡질환, 불면증, 발작, 파킨슨병 등. 스테로이드는 생각장애를 일으킬 수 있습니다. 일부

항암 화학요법 약물은 인지의 어려움(케모 브레인[chemo brain])을 야기할 수 있지만, 아직 확실하게 밝혀진 부분은 아닙니다. 여기에 덧붙여 이런 약물이나 다른 약물들 간의 상호작용이 인지기능 저하를 일으킬 수도 있습니다.

이런 약물들은 대부분 섬망(delirium, 의학적인 문제나 특정 물질의 인체 투여로 인해 갑자기 정신이 혼미해지고 주변 환경을 파악하지 못해서 정서가 불안정해지고, 착각과 환각 등이 일어나는 상태-옮긴이)을 일으킬 수 있습니다. 이것은 가역적인 경우가 많은 장애로 인지기능 저하와 주의력 저하를 특징으로 합니다(Q67 참조). 문제되는 약물 사용을 중단하면 회복되는 경우가 흔하지만 치매를 야기하는 또 다른 원인이 잠재되어 있는 경우라면 인지기능 저하가 완전히 회복되지 않을 수 있습니다.

> 여러 가지 처방약과 비처방약이 기억 형성을 저해하고 인지장애를 유발할 수 있다. 문제되는 약물의 복용을 중단하면 이런 부작용이 해소될 수 있다.

Q22. 어머니가 루이체치매로 진단받으셨는데
나중에 사후 부검을 해보아야 할까요?

A22. 오랜 시간 동안 참가자들을 추적하며 진행하는 연구에 등록되어 있는 경우라면 뇌의 부검이 가능할 수 있겠지만 그렇지 않으면 부검을 해보기는 쉽지 않습니다. 대부분 지역에는 그런 검사를 수행할 수 있는 신경병리학 전문 인력이 없습니다. 대부분의 연구 프로그램은 그런 서비스를 제공할 수 있는 여력이 없고, 부검에 필요한 비용도 만만치 않죠.

하지만 부검이 치매의 원인을 확인하는 최종적이고 가장 정확한 방법인 것은 사실입니다. 의사로 활동하고 있는 저는 부검이 제 교육을 이어 갈 수 있게 해주는 좋은 방법이라 생각합니다. 저는 치매의 원인을 엉뚱한 것으로 지목한 적이 있었고, 그런 실수를 통해 많은 것을 배워 왔습니다. 부검을 해보면 나이가 많은 분들의 경우 치매의 원인이 다중으로 발견되는 경우가 많죠.

부검을 해보면 의사는 장래에 나머지 가족에 대해서는 더 정확한 진단을 내릴 수 있게 됩니다. 이것은 후대의 사람들에게 중요한 의미가 있을 수도 있습니다. 그 부검 결과를 토대로 질병이 시작되기 오래 전에 미리 예방치료를 권장할 수도 있으니까요.

3장

치매는 왜 생기나요?

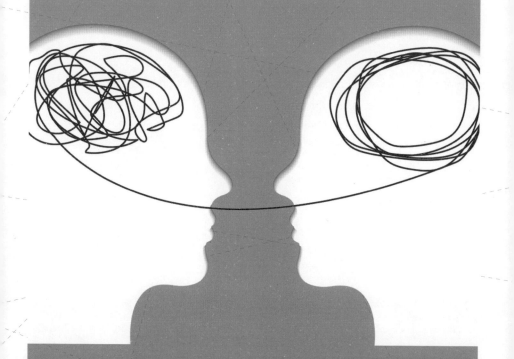

Q23. 치매는 노화과정이 가속되어 나타나는 것인가요?

A23. 저는 일반적인 노화와 알츠하이머병을 구분해야 할 이유가 많다고 생각하지만 과학적 관점에서 보면 둘 사이의 차이가 완전하게 입증된 것은 아닙니다.

90대에 접어들어서도, 심지어는 100세를 넘긴 사람 중에도 치매 증상이 없는 경우가 많습니다. 그리고 집단을 놓고 보면 치매가 있는 사람들의 뇌는 모든 연령에서 치매가 발생하지 않는 사람들의 뇌와 차이가 있다는 것도 알고 있습니다. 더군다나 건강한 노화과정에서 일어나는 단어 회상이나 수행 속도의 미약한 저하는, 경도인지장애와 초기 알츠하이머병이 있는 대부분의 사람에서 특징적으로 나타나는 새로운 정보 학습 능력 및 일상생활 영위 능력의 장애와는 차이가 있습니다.

만 85세가 넘는 사람들은 모두 뇌에 타우 단백질이 침착되어 있고, 사망하기 1, 2년 안으로 인지기능 검사에서 정상이 나왔던 사람 중에는 신경반, 작은 뇌졸중, 루이체, 해마의 흉터 같은 다른 병리적 비정상 소견이 있는 경우가 많습니다. 일부 사람들은 이런 발견 내용을 치매가 '노화' 과정으로부터 비롯된다는 개념을 뒷받침하는 증거로 인용합니다.

지난 몇 년간 과학자들은 노화가 암 유발 유전자 돌연변이 발생 가능성을 높인다는 것을 알아냈습니다. 저는 사람들이 이것을 두고 '정상적'이라고 생각하지는 않을 거라 여깁니다만, 이것이 노화와 관련된 과정임은 분명합니다. 알츠하이머병, 루이체치매, 파킨슨병, 파킨슨병 치매, 타우병증 같은 진행성 신경퇴행성 치매의 밑바탕에 자리 잡고 있는 단백질 비정상에 대해서도 같은 말을 할 수 있을 것입니다. 즉, 노화가 진행되면서 일부 뇌 단백질의 비정상적인 형태가 발생할 가능성이 커진다는 것이죠. 이렇게 생긴 비정상적인 단백질이 천천히 뇌 전체로 퍼지면 그 결과로 치매가 생깁니다. 이것은 가설일 뿐입니다만 노화와 치매 발생 위험 사이의 강력한 상관관계를 설명하는 데는 도움이 될 것입니다.

"

Q24. 알츠하이머병은 유전인가요?

"

A24. 이 질문에 대한 답은 아주 복잡한 것으로 밝혀졌습니다.

'PS1', 'PS2', 'APP(amyloid precursor protein, 아밀로이드전구체 단백질)', 이 세 가지 유전자 중 하나를 비정상적인 것으로 물려받은 사람은 거의 항상 만 65세 이전에 알츠하이머병이 발생합니다. 전체 인구 중 이 유전자는 대단히 드물어서 모든 알츠하이머병의 1~2퍼센트 정도만 해당합니다.

늦은 나이에 발병하는 흔한 형태의 알츠하이머병 발생 위험 중 50~60퍼센트 정도는 25개 이상의 유전자와 관련되어 있습니다. 여기서부터는 유전학이 대단히 복잡해지기 때문에 아직 완전히 이해되지 않고 있습니다.

그런 유전자 중 하나인 'APOE 유전자'가 이런 유전적 위험에 절반 정도 기여합니다. 나머지 절반은 나머지 25개 정도의 유전자가 기여하고 있습니다.

APOE 유전자는 세 가지 형태가 있고, 각각 2, 3, 4라는 꼬리표가 붙어 있습니다. 이 각각의 형태는 '정상적'인 유전자 변이형으로 여겨집니다. 우리는 각각의 부모로부터 APOE 유전자를 하나씩 물려받기 때문에 APOE 유전자의 조합은 모두 6개가 가능합니다. 즉 우리들 각자는 2/2, 2/3, 2/4, 3/3, 3/4, 4/4 중 하나의 조합을 갖고 있습니다.

4번 형태의 유전자('APOE4' 또는 'APOE $_\varepsilon$4'로 표기)는 알츠하이머병의 위험을 높입니다. 그래서 2/4나 3/4 같은 조합을 가진 사람은 4번 형태의 APOE 유전자를 갖고 있지 않은 사람에 비해 알츠하이머병에 걸릴 위험이 2.5배에서 3배 정도 높습니다. 4번 유전자를 2개 물려받은 사람(4/4)은 4번 유전자가 하나도 없는 사람에 비해 알츠하이머병 발병 위험이 12배 정도 높습니다. 2번 형태의 유전자가 실제로는 알츠하이머병의 발생 위험을 낮춘다는 훌륭한 증거가 나와 있습니다.

놀랍게도 APOE4 유전자가 알츠하이머병을 100퍼센트 확정 짓는 것은 아닙니다. 나이도 많고, APOE4 유전자를 2개 가지고 있지만 알츠하이머병이 없는 것으로 확인된 사람들도 많습니다.

알츠하이머병 발병 위험의 2/3 정도가 유전적이라면, 대략 1/3 정도는 비유전적, 혹은 환경적 영향에 의한 것입니다. 그렇다면 살면서 일어나는 일을 두고 '유전적', 아니면 '환경적'이라고 이분법적으로 생각하는 것은 잘못된 것입니다. 이것은 흔히 '선천적 대 후천성' 논쟁 또는 '유전자 대 환경' 논쟁으로 흔히 불렸었습니다. 하지만 결국 대부분의 흔한 질병들은 이런 이분법적 모형을 따르지 않는 것으로 밝혀졌습니다. 이런 질병은 유전적 위험요인과 환경적 위험요인 사이의 상호작용에 의해 야기되는 것입니다. 이 덕분에 질병에 대해 완전히 새로이 이해하게 되었습니다. 그런 상호작용이 어떻게 질병을 야기하는지 설명하려면 앞으로도 많은 연구가 필요합니다.

"
Q25. 어머니가 알츠하이머병이 있으면 저도 유전자 검사를 받아야 할까요?
"

A25. 부모, 형제, 자매 등의 직계가족 중에 임상적으로 알츠하이머병으로 진단을 받은 사람이 있다면 그렇지 않은 사람

보다 알츠하이머병 발병 위험이 2.5에서 3배 정도 높습니다.

요즘은 유전자 검사 서비스를 제공하는 기업을 쉽게 찾아볼 수 있지만, 검사를 해보기 전에 검사를 통해 알 수 있는 것은 무엇이고, 알 수 없는 것은 무엇인지 이해해야 합니다. 유전자 검사에 대한 정보는 훈련된 유전자 상담사에게 얻는 것이 제일 좋지만, 대부분의 사람은 그런 전문가를 찾아가기 어렵거나, 그런 전문가까지 찾아가 상담할 필요는 없다고 생각합니다. 그럼 이 복잡한 내용을 되도록 단순화해서 설명해 보겠습니다.

Q24에서 얘기했듯이 APOE 유전자는 흔한 형태의 알츠하이머병 발병 위험에 영향을 미치는 가장 강력한 유전적 요인입니다. 비처방 유전자 검사 키트도 이 유전자를 검사합니다.

이런 유전자 검사가 얼마나 가치 있을지 생각할 때는 임의의 사람이 만 80세 즈음에 알츠하이머병에 걸릴 확률이 보수적으로 잡아도 20퍼센트 정도라는 점을 알아야 합니다. APOE4 유전자를 하나 갖고 있는 사람은 이 확률이 35퍼센트로 올라갑니다. APOE 유전자를 APOE2나 APOE3로만 갖고 있는 사람은 80세에 알츠하이머병에 걸릴 위험이 15퍼센트 정도로 줄어듭니다. 따라서 APOE 유전자 검사를 받으면 대부분의 사람은 자기가 80세에 알츠하이머병에 걸릴 위험이 15퍼센트인지 35퍼센트인지 알 수 있습니다. APOE4 유전자를 두 개 갖고 있는 소수의 사람은(전체 인구 중 5퍼센트 정도) 80세에 치매에 걸릴 위험이 현저히 높습니다.

제가 보기에 15퍼센트의 위험도는 의미가 있는 수치이고 15퍼센트와 35퍼센트 사이의 차이는 작아 보입니다. 그래서 저는 모든 성인은 80세에 알츠하이머병에 걸릴 유의미한 수준의 위험을 갖고 있다고 결론 내리게 되었습니다. 미국의 평균 기대수명이 여성은 80세, 남성은 거의 79세이기 때문입니다.

제가 내린 결론은 이렇습니다. 알츠하이머병의 유전자 검사는 만 60세 이전에 알츠하이머병이 발생한 가족을 가진 사람들에게 자신이 PS1, PS2, APP 유전자 돌연변이를 물려받아서 알츠하이머병 발병 위험이 많이 높은지 여부를 알려 줄 수 있습니다(Q24 참조). 여기에 해당하지 않는 사람이라면 이 검사를 통해서 우리가 이미 인구집단 위험 통계를 통해 알고 있는 내용 이상으로 얻을 수 있는 정보가 거의 없습니다. 아주 오래 장수하는 사람이라면 알츠하이머병에 걸릴 위험이 높습니다. APOE4 유전자가 없는 사람이라도 많은 사람이 그 병에 걸리니까요. 어쨌거나 자신의 유전적 위험 정보를 아는 것이 인생에 변화를 줄 수 있다면 유전자 검사를 통해 알 수 있는 것이 무엇이든 상관없이 검사를 고려해 볼 만 합니다.

많은 사람이 유전자 정보를 알면 자신의 삶에 변화가 생기리라 믿습니다. 저는 사람들이 검사 결과를 통해 알 수 있는 것은 무엇이고, 알 수 없는 것은 무엇인지 정확히 이해하고만 있다면 그런 검사와 정보를 제공하는 것에 전혀 반대하지 않습니다. 놀랄 일도 아니지만 연구를 통해 확인한 바로는 유전자 검사를 받는 많은 사람이 자기는 위험이 높지 않다는 결과가 나오기를 희망한다고 합니다. 저에게 조언을 구한다면, 만약 여러분이 80세에 자신의 알츠하이머병 발병 위험이 15퍼센트인지 35퍼센트인지 알고 싶을 때, 혹은 자신이 APOE4 유전자를 2개 가지고 있어서 발병 위험이 대단히 높은 그 적은 비율의 사람 중 한 명인지 알고 싶을 때, 혹은 만 60세나 65세 이전에 알츠하이머병 증상이 생긴 가족 구성원이 있어서 자기도 비정상적인 우성 PS1, PS2, APP 유전자를 물려받았을 가능성이 높아졌을 때만 검사를 받는 것이 좋다고 생각합니다.

이마관자엽치매나 헌팅턴병의 가족력이 있어서 걱정스러운 사람이 유전자 검사를 고려하고 있다면 유전상담사를 반드시 만나 볼 것을 권합니다.

❝

Q26. 연구자들은 왜 베타 아밀로이드 단백질이나
타우 단백질이 알츠하이머병을 일으킨다고 생각하나요?
알츠하이머병을 치료하는 약은 이런 단백질을 어떻게
표적으로 삼아서 작용하나요?

❞

A26. Q7에서 얘기했듯이 알츠하이머병은 신경반과 신경섬유매듭이라는, 현미경으로 보이는 뇌의 두 가지 비정상적 소견

을 특징으로 합니다. 신경반은 죽은 신경세포 조각에 둘러싸인 베타 아밀로이드 단백질로 구성되어 있고, 신경섬유매듭은 타우 단백질로 이루어진 꼬인 섬유로 구성되어 있습니다.

이 비정상적인 단백질이 단독으로, 혹은 다른 요인들과의 조합을 통해 알츠하이머병에서 뇌세포를 죽게 하거나, 뇌세포 사망에 직접 기여한다는 가설을 뒷받침하는 증거들이 많이 나와 있습니다. 하지만 이런 상관관계가 증명이 되지는 않았기 때문에 신경반과 신경섬유매듭이 아직 발견되지 않은 다른 질병 과정을 알려 주는 표지에 불과할 가능성도 여전히 남아 있습니다.

베타 아밀로이드 단백질이 알츠하이머병의 첫 번째 증상이 나타나기 15년에서 20년 전에 뇌에서 축적되기 시작한다는 증거가 많이 쌓여 있습니다. 대부분의 연구에서 타우 단백질은 증상의 개시와 가까운 시점에서 뇌에 축적되는 것으로 밝혀졌습니다.

신경반

신경반에서 보이는 아밀로이드 단백질(Q7의 그림 참조)은 '아밀로이드전구체 단백질(amyloid precursor protein, APP)'이라는 더 큰 단백질에서 기원합니다. APP는 모든 신경세포의 세포막을 구성하고 있는 정상적인 성분입니다. 뇌의 신경세포가 죽으면 APP는 효소에 의해 파편으로 분해됩니다. 그럼 이 파편들은 뇌가 잠겨 있는 척수액과 혈류를 통해, 그리고 림프계라는 또 다른 시스템을 통해 뇌에서 제거됩니다(Q29 참조).

하지만 일부 사람들은 'A 베타$_{42}$(A β_{42}, 아미노산의 개수가 42개)'라는 아밀로이드전구체 단백질 조각을 형성하는 성향이 있습니다. A 베타$_{42}$는 너무 커서 뇌에서 제거가 안 되기 때문에 뇌 속에 그대로 축적됩니다. 알츠하이머병의 아밀로이드 이론은 이 A 베타$_{42}$가 독성이 있어서 다른 뇌 신경세포들을 죽인다는 발견을 근거로 삼고 있습니다. 그럼 죽은 세포에서 더 많은 A 베타$_{42}$를 분비하고, 이것이 다시 더 많은 뇌세포를 죽입니다. 이 이론에서는 이렇게 눈덩이처럼 불어나는 세포의 사망을 치매의 원인으로 봅니다.

이 가설은 쓰레기 처리의 문제라 생각할 수 있습니다. 이 가설에서는 A 베타$_{42}$를 제거할 수만 있다면, 세포의 사망과 A 베타$_{42}$의 분비가 서로 꼬리에 꼬리를 물고 눈덩이처럼 불어나는 악순환을 끊을 수 있다고 주장합니다.

알츠하이머병 치료제로 개발 중인 수많은 약이 이 '아밀로이드 폭주'를 표적으로 삼고 있습니다. 독성이 있는 A 베타$_{42}$ 단백질을 제거하거나, A 베타$_{42}$ 단백질의 생산을 줄이거나, 독성이 없는 형태인 A 베타(A 베타$_{40}$)의 생산을 증가시키도록 설계된 약이 나오고 있습니다. 그중 일부는 알츠하이머병이 있는 사람의 뇌에서 A 베타$_{42}$ 단백질을 제거하는 데 성공하기도 했지만, 지금까지 이런 약물 중 사람에서 알츠하이머병의 경과를 늦추거나 멈추는 것은 나오지 않았습니다.

다운증후군이 있는 사람은 40세에 도달할 즈음이면 모두가 알츠하이머병의 특징인 신경반과 신경섬유매듭이 생깁니다. 그리고 60세가 되면 알츠하이머병의 치매에 걸릴 위험이 더 높습니다. 발병 위험 증가는 다운증후군의 발병원인과 관련이 있을 가능성이 큽니다. 다운증후군의 원인은 21번 염색체가 하나 더 있는 것입니다. 그런데 아밀로이드전구체 단백질(Q24 참조)을 만드는 유전자가 바로 그 염색체 위에 자리 잡고 있습니다. 21번 염색체가 잉여로 하나 더 있는 바람에 다운증후군이 있는 사람은 APP 유전자가 2개가 아니라 3개가 됩니다. 그래서 아밀로이드 단백질이 50퍼센트 더 많이 생산됩니다.

신경섬유매듭

알츠하이머병에서 나타나는 두 번째 비정상 소견인 신경섬유매듭(Q7의 그림 참조)은 비정상적인 형태의 타우 단백질로 이루어져 있습니다. 정상적으로는 이 단백질이 세포의 형태 유지에 도움을 주는 세포 내 골격 비슷한 구조물의 일부를 이루고 있어야 합니다. 알츠하이머병에서는 이들 구조물이 비정상적으로 변해서 세포의 죽음을 초래합니다. 뇌 속에 들어 있는 타우 단백질의 양은 알츠하이머병의 심각도와 상관관계가 있습니다. 따라서 타우 단백질 역시 신약 개발의 표적 대상입니다. 뇌에서 타우 단백질을 제거하도록 설계된 약이 하나 있는데 질병을 늦추는 데는 실패했습니다. 타우 단백질의 침착을 제거하거나 예방하는 다른 약들도 개발 중입니다.

항아밀로이드식 접근법이나 항타우식 접근법이 실패하는 이유에 대한 몇 가지 설명이 제시되었습니다. 하나는 약물 투약이 질병과정에서 너무 늦게 시작된다는 것입니다. A 베타$_{24}$ 단백질은 첫 증상이 나타나기 15년에서 20년 전에 침착된다는 것을 기억하실 겁니다. 가능성이 있는 두 번째 이유는 A 베타$_{24}$ 단백직과 타우 단백질을 모두 제거해야 한다는 것입니다. 세 번째 가능성은 다른 어떤 과정이 신경반이나 신경섬유매듭의 형성을 개시하기 때문에 이 다른 과정을 확인해서 표적으로 삼아야만 치료가 효과를 볼 수 있다는 것입니다. 마지막으로 네 번째 가능성은 이런 비정상적인 단백질을 더 효과적으로 제거할 수 있는 다른 접근방법이 필요하다는 것입니다.

"

Q27. 알츠하이머병을 일으키는 환경적 원인이 있나요?

"

A27. 그렇습니다. 비유전적 요인과 환경적 요인이 알츠하이머병 발병 위험의 30~50퍼센트 정도 영향을 미치는 것으로 보입니다. 잠재적으로 변화가 가능한 위험요인으로 확인된 것은 중년기의 고혈압과 어린 시절 조기교육의 부족입니다. 일부

연구에서는 과거에 우울증을 겪었던 사람, 신체활동이 부족한 사람, 사회적 교류가 별로 없는 사람, 과체중인 사람, 청각장애가 있는 사람, 혈중 지질농도가 높은 사람, 머리 부상의 경험이 있는 사람에서 알츠하이머병 위험이 높아지는 것으로 나왔습니다.

환경적 위험요인과 유전적 위험요인은 상호작용합니다. 여러 가지 유전자가 알츠하이머병에 취약한 상태를 조장하지만 본격적인 병은 환경적 촉발 요인이 존재하는 경우에만 등장합니다. 질병의 원인에 대해 이렇듯 근본적으로 새로 생각하게 되면서 의사들이 질병을 치료하고 예방하는 방식도 이제 영향을 받기 시작했습니다.

> ##### Q28. 알츠하이머병이 '감염'과 관련 있을지 모른다는 이론에 대해 선생님은 어떻게 생각하시나요?

A28. 몇몇 과학적 증거들이 이런 가능성을 뒷받침하고 있습니다. 그중 하나는 뇌 속 모든 신경세포의 세포막에 들어 있는 아밀로이드전구체 단백질(Q24, Q26 참조)이 항감염 단백질로 기능한다는 것입니다. 만약 이런 주장이 옳다면 일부 감염원이 APP의 분비를 야기해서 알츠하이머병의 특징인 아밀로이드

(A 베타$_{24}$) 침착으로 이어지는 악순환을 개시하는지도 모릅니다 (Q26 참조).

감염과 관련된 또 다른 가능성은 인생의 이른 시기에 일어난 헤르페스(herpes) 바이러스 감염이 여러 해가 지난 후에 알츠하이머병의 신경반 병소 형성과 연관되어 있다는 간접적인 증거에서 나왔습니다.

세 번째 가능성은 프리온(prion)이라는 단백질이 관여하는 '감염성' 과정입니다. 프리온이라는 이름은 'proteinaceous(단백성의)', 'infectious(감염성)', 'particle(입자, 'on'이 입자를 의미하는 접미사)'이라는 단어가 결합되어 만들어졌습니다. 프리온은 크로이츠펠트-야콥병(Creutzfeldt-Jakob disease), 그리고 그와 관련이 있는 광우병(공식 이름은 '변종 크로이츠펠트-야콥병')을 일으킵니다. 양쪽 모두 급속히 진행되는 치매를 일으킵니다. 프리온 단백질은 정상적인 단백질이지만 스스로를 복제하는 놀라운 능력을 갖춘 비정상적인 형태로 바뀔 수 있습니다. 이 복제본은 계속 증식하면서 근처 세포로 들어가 세포를 죽게 만듭니다. 변종 크로이츠펠트-야콥병과 일부 형태의 크로이츠펠트-야콥병은 음식을 통해, 주사를 통해, 혹은 비정상적인 프리온을 포함하고 있는 조직의 이식을 통해 획득되기 때문에 감염성이 있는 것으로 생각됩니다. 그런 면에서 보면 '세균'처럼 행동하는 셈입니다.

프리온이 알츠하이머병, 루이체치매, 파킨슨병 치매, 이마관자엽치매를 일으키지는 않지만, 프리온이 몸과 뇌로 퍼져 나가는 메커니즘이 각각의 병에서 특징적으로 나타나는, 단백질이 뇌 속으로 퍼져 나가는 메커니즘과 비슷할지도 모릅니다.

Q29. 수면장애가 알츠하이머병의 증상일 수 있다는 것은 알고 있지만, 수면장애가 알츠하이머병의 원인일 수도 있다는 얘기도 들었습니다. 이게 맞는 얘기인가요?

A.29 수면장애와 알츠하이머병이 관련되어 있다는 것은 오래전부터 알려져 있었습니다(Q75 참조). 최근의 연구는 베타 아밀로이드 단백질이 림프계를 통해 뇌에서 제거된다는 사실을 암시하고 있습니다. 림프계는 체액과 면역세포들을 빼내는 서로 연결된 관으로 구성된 시스템입니다. 생쥐에서는 림프계를 통해 뇌에서 아밀로이드 단백질 분해산물을 제거하는 과정이 밤에 일어납니다. 따라서 사람에서 수면장애가 있는 경우는 이런 분해산물과 타우 단백질의 제거 과정이 감소해서 알츠하이머병으로 이어질 가능성이 있습니다. 하지만 역으로 알츠하이머병이 수면을 통제하는 뇌의 중추에 직접적으로 손상을 가해서 림프계의 아밀로이드 제거 능력을 감소시키는 것일지도 모릅니다.

4장

치매의 위험을 낮출 수 있나요?

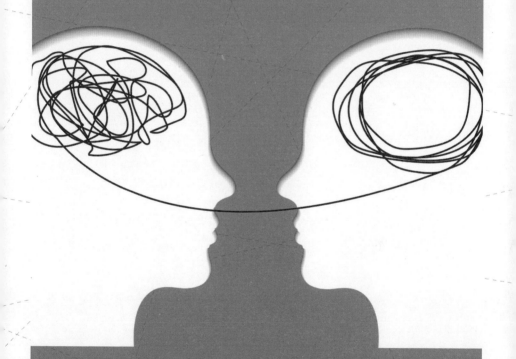

66

**Q30. 알츠하이머병의 발병 위험을 낮추기 위해 할 수 있는
일이 있을까요? 어머니도 알츠하이머병 진단을 받으셨고,
외할머니, 외할아버지도 모두 치매가 있었어요.**

99

A30. 알츠하이머병의 예방법을 확인하는 연구는 아직 유아기에 머물러 있습니다. 그런 연구를 수행하기는 무척 어렵습니다. 여러 해에 걸쳐서 수천 명의 사람들로 하여금 특정 행동을 하거나, 구체적인 식단을 따르거나, 특정 약을 복용하거나, 특정한 생활양식을 따르도록 해야 결과를 얻을 수 있기 때문이죠. 하지만 다음의 행동들이 위험을 낮춰 준다는 강력한 간접적인 증거들이 나와 있습니다.

- 일주일에 5일, 하루 30분 정도의 중등도 신체활동을 꾸준히 지속하기
- 특히나 중년에서 고혈압과 비정상적인 혈중지질을 철저히 관리하기
- 동물성 지방 성분은 적고, 과일, 채소, 천연 오메가-3 지방산 성분은 풍부한 심장 건강에 좋은 식단
- 즐거운 정신적, 사회적 활동에 참여하기

이런 활동들은 뇌졸중, 심장마비, 혈관질환을 줄여 주는 것

으로 입증되었습니다. 이것 또한 뇌의 혈관질환과 알츠하이머병의 상관관계를 뒷받침해 주는 증거입니다.

66

Q31. 컴퓨터 게임, 십자말풀이, 스도쿠, 인지훈련 등이 알츠하이머병을 예방해 주나요?

99

A31. 이런 활동이 알츠하이머병이나 치매의 발생을 예방해 준다는 증거는 나와 있지 않습니다. 몇몇 연구에서는 반복된 훈련을 통해 이런 특정 활동에 대한 수행능력을 향상시킬 수 있고, 이런 이로움이 10년이나 지속된다는 것을 보여 주었습니다. 따라서 이런 훈련이 정상적인 노화에 수반되는 인지기능의 변화는 줄여 줄 수 있을지도 모릅니다.

66

Q32. 치매를 예방할 수 있는 식단, 비타민, 혹은 다른 음식이 있나요?

99

A32. 비타민 B_1, B_6, B_{12}의 결핍을 야기하는 식단이나 질병은 인지기능 장애를 유발할 수 있습니다. 잘 균형 잡힌 식단만

유지하면 비타민 B_1과 B_6를 적절히 섭취하는 데 문제가 없지만 사람에 따라서는 비타민 B_{12}를 흡수하는 능력에 장애가 생기기도 합니다. 비타민 B_{12}의 수치가 낮으면 치매를 야기할 수 있죠. 그런 이유 때문에 기억력 저하나 인지기능 저하가 일어나는 사람은 누구든 비타민 B_{12} 결핍을 검사해 보아야 합니다. 이러한 결핍이 치매의 원인인 경우는 드물지만 말입니다.

붉은 살코기는 적게 섭취하고, 채소, 과일, 견과류를 정기적으로 섭취하고, 다른 지방 대신 올리브유를 먹는 '지중해식 식단'이 정상적 노화에 동반되는 인지기능 저하를 줄일 수 있다는 증거가 있습니다. 하지만 그렇다고 이런 식단이 알츠하이머병의 위험을 줄인다는 의미는 아닙니다.

제가 알기로, 항산화식품, 오메가-3 지방산, 견과류, 키토제닉 식단(ketogenic diet), 지중해식 식단, 기억력 강화용 보충제, 저염 식단 등이 알츠하이머병을 예방해 준다는 설득력 있는 증거는 나와 있지 않습니다. 하지만 이런 식단 중에는 다른 건강상의 이득을 가져다주는 것이 있습니다. 그리고 은행잎 추출물(ginkgo biloba), 강황, 해파리 단백질(jellyfish protein), 코코넛오일이 알츠하이머병을 예방해 준다는 증거도 저로서는 아는 것이 없습니다.

일부 연구에서는 정기적으로 적당량의 레드와인을 마시는 것이 치매의 위험을 낮추어 준다는 것을 보여 주었습니다. 하지만 최근에 알코올의 잠재적인 건강상의 이점에 대해 살펴본 모든 연구를 분석해 본 바로는 그런 상관관계가 드러나지 않았습니다.

“

Q33. 알츠하이머병이 나라마다 발병 빈도가 다른가요?

도시/농촌 인구별 빈도 차이는요?

성별에 따른 차이는 또 어떤가요?

”

A33. 대체적으로 알츠하이머병은 전 세계적으로 주어진 연령에 따라 동일한 빈도로 나타납니다. 예외가 있기는 하지만 이런 예외들은 장수하는 경우가 드문 집단이나 장소에 한정되어 나타나는 경향이 있습니다. 하지만 서로 다른 인구집단을 비교하는 연구들은 대부분 부검을 통한 확진이 아니라 연구자나 의사가 내리는 진단에 의존합니다. 이런 이유 때문에 처음에 나온 두 가지 질문에 대한 최종적인 답은 아직 알 수 없을 것 같습니다.

지금은 대부분의 전문가가 여성이 남성보다 알츠하이머병에 걸릴 위험이 더 크다는 데 의견을 같이하고 있습니다. 여성이 남성보다 기대수명이 더 길다는 점을 고려해서 보정하고 확인해 봐도 그렇습니다. 그 이유는 아직 밝혀지지 않았습니다.

Q34. 당뇨병은 알츠하이머병 발생에 어떤 영향을 미치나요?

A34. 당뇨가 있는 사람은 치매가 발생할 위험이 더 높지만 이에 대한 구체적인 원인은 불분명합니다. 한 가지 가능성은 당뇨가 혈관성 치매의 발병 위험을 증가시킨다는 것입니다. 또 다른 가능성은 당뇨가 직접적으로 뇌세포의 기능장애나 사망을 야기한다는 것입니다. 아직까지는 당뇨병을 잘 조절하면 치매 발병의 위험이 낮아진다는 증거는 나와 있지 않습니다.

Q35. 90대의 사람들은 모두 뇌 속에 알츠하이머병의 증거가 있는 것으로 보이는 상황에서 알츠하이머병 예방이 정말로 가능하다고 생각하시나요? 이건 누구든 오래 살다 보면 반드시 알츠하이머병에 걸린다는 의미가 아닐까요?

A35. 저는 알츠하이머병을 예방하거나, 적어도 발병 위험을 현저히 낮추는 것이 가능하다고 생각합니다. 그렇게 하는 한 가지 전략은 알츠하이머병의 개시를 최대한 뒤로 늦추어 대부분의 사람이 알츠하이머병 발병 이전에 다른 원인으로 사망할 수 있게 하는 것입니다.

낙관적으로 생각할 수 있게 해주는 몇몇 데이터가 나와 있습니다. 첫째, 알츠하이머병에서 특징적으로 나타나는 비정상적인 단백질이 치매의 첫 증상이 나타나기 여러 해 전에 뇌 속에 존재한다는 것입니다. 이것은 인체가 이 질병에 맞서 싸울 수 있는 선천적인 능력을 타고났지만 이런 보호 메커니즘이 결국 시간의 흐름에 따라잡히고 만다는 것을 암시합니다. 이것은 또한 아밀로이드나 타우 단백질의 침착을 아주 이른 시기에 알아차릴 수 있다면 그때부터 치료를 시작해서 증상의 발현을 아예 원천적으로 막을 수 있을 가능성을 열어 줍니다.

둘째, 잘 설계된 몇 편의 연구를 통해 치매의 발생률이 지난 10년 동안 감소한 것으로 나타났습니다. 고혈압과 고지혈증의 치료법 개선, 뇌졸중 발생률 감소, 운동 참여 증가, 붉은 살코기 및 동맥경화증 위험을 높이는 다른 음식들의 섭취 감소, 스텐트(stent)와 약물치료를 통한 심장마비와 뇌졸중의 예방 등의 요인들이 합쳐져 이런 감소가 나타난 것으로 사료됩니다.

제가 낙관적으로 생각하는 세 번째 이유는 알츠하이머병이 아마도 서로 상호작용하는 다중의 환경적, 유전적 원인을 가지고 있을 것이기 때문입니다. 그렇다면 다음과 같은 접근법을 조합해서 사용하면 알츠하이머병의 발생 위험을 추가적으로 더 낮출 수 있을지도 모릅니다. 운동과 식단을 추가적으로 조금 더 개선해서 심혈관 질환의 위험 요소를 줄이기, 비정상적인 단백질의 뇌 침착을 줄이는 치료법의 개발, 뇌의 신경세포와 신경로 사이에 새로운 연결이 일어나도록 자극 주기, 알츠하이머병과 관련된 세포 사망에 취약한 뇌 영역에서 새로운 뇌세포의 형성 등.

마지막으로 유전적 위험 요소를 확인함으로써 유전적으로 알츠하이머병의 위험이 높은 사람들을 대상으로 예방치료를 진행해서 예방적 개입의 혜택을 입을 가능성을 향상시킬 수 있을 것입니다.

"

Q36. 알츠하이머병 치료법 개발에 더 많은 진척이 이루어지지 않고 있는 이유가 무엇인가요?

"

A36. 알츠하이머병과 관련해서 대단히 어려운 몇 가지 미스터리가 아직 풀리지 않았습니다. 첫째, 첫 증상이 나타나기 15년에서 20년 전에 비정상적인 단백질 침착이 시작된다는 강력한 증거가 나와 있지만 무엇이 이런 과정을 개시하는지 아직 밝혀지지 않았습니다. 이 촉발 요인을 확인한다면 효과적인 치료법 연구에 큰 도움이 될 것입니다.

둘째, 이런 아주 초기의 뇌 변화를 감지할 방법이 아직 분명하지 않습니다. 이것은 대단히 중요한 부분입니다. 예방이나 치료를 위한 약물치료를, 미리는 못하더라도 뇌의 퇴행이 처음 시작되었을 때는 시작할 필요가 있으니까요.

셋째, 뇌의 대부분 영역은 새로운 뇌세포를 만들어 내는 능력이 없습니다. 그 결과 질병의 경과를 중간에 차단하더라도 대부분의 뇌 영역에서는 사라진 뇌세포를 대체해 줄 세포가 형성되지 못합니다. 한 가지 예외는 해마(hippocampus)입니다. 이 영역에서는 새로운 뇌세포가 평생 만들어집니다. 알츠하이머병이 해마 너머로 퍼지기 전에 치료를 시작한다면 새로운 세포가 형성되어 죽은 세포를 대체할 수 있을지도 모릅니다. 그래도 이 새로운 세포들이 뇌의 다른 영역 세포들과 정확하게 다시 연결되는 것은 여전히 만만치 않은 과제일 것입니다.

5장

어떤 치료가 가능한가요?

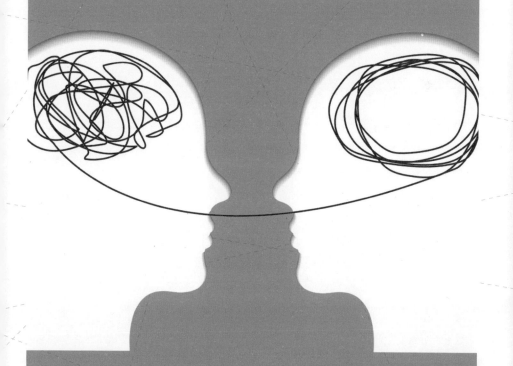

**Q37. 알츠하이머병 환자도 새로운 것을 배울 수 있나요?
남편이 1년 전에 알츠하이머병으로 진단을 받았는데
며칠 전 일어났던 일을 몇 가지는 기억할 수 있어요
(모두 기억하는 것은 아니에요. 하지만 그건 저도 마찬가지죠).**

A37. 그 대답은 '당연히 그렇다'와 '치매의 유형에 따라 다르다'입니다.

경도인지장애와 경도 알츠하이머병이 있는 사람은 예전처럼은 아니라도 어느 정도는 새로운 정보를 학습할 수 있습니다. 경도인지장애가 알츠하이머병이나 다른 유형의 치매로 진화함에 따라 새로운 정보를 학습하고 유지하는 이런 능력에도 점점 장애가 생깁니다.

기억력에는 몇 가지 서로 다른 유형이 존재합니다. 알츠하이머병은 처음에는 오늘 아침식사로 무엇을 먹었는지 같은 사실의 학습을 담당하는 기억 시스템에 장애를 일으킵니다. 긍정적인 것이든, 부정적인 것이든 감정적으로 중요한 정보라면 기억에 남을 가능성이 큽니다.

새로운 과제를 학습하는 능력을 '절차기억(procedural memory)' 또는 '운동기억(motor memory)'이라고 하는데 초기나 경증의 알츠하이머병이 있는 사람에서는 이런 기억력이 상대적으로 잘 보존되어 있습니다. 이런 능력은 질병의 말기까지도 유지될 수 있습니다. 그래서 알츠하이머병이 있는 사람이라도 새로운 활동을 배우는 것이 가능합니다. 모든 사람이 그렇듯이 새로운 과제를 학습하는 능력도 반복을 통해 강화됩니다. 간단한 것에서 시작해서 점점 더 복잡한 것으로 배워 나가고, 학습에 대한 압박감을 최소화해 주면 새로운 과제에 대한 학습이 강화됩니다.

기억력에는 여러 유형이 존재하고, 각각의 유형은 그에 관여하는 뇌 구조물들이 어느 정도 차이가 있기 때문에 치매의 원인에 따라 서로 다른 유형의 기억력에 장애가 생기거나, 서로 다른 순서로 장애가 생길 수 있습니다. 예를 들어 파킨슨병 치매의 경우는 처음에는 기억에 접근하는 능력에 장애가 생깁니다. 그래서 파킨슨병 치매가 있는 사람은 질문에 대답하는 속도가 느려지고, 요구받은 행동을 수행하는 속도도 느려지지만 중등도의 치매 단계까지는 새로운 사실에 대한 학습능력을 유지합니다. 이마관자엽치매의 초기 단계에는 새로운 사실에 대한 기억력은 정상일 때가 많습니다. 혈관성 치매의 경우에는 기억력에 관해서 일반화된 설명이 불가능합니다. 뇌졸중이 일어난 위치에 따라 장애가 일어나는 구조물과 시스템이 달라지기 때문입니다.

Q38. 음악 치료는 어떻게 생각하시나요?

A38. 치매가 있는 사람 중에는 음악에 대단히 긍정적으로 반응하는 사람이 많습니다. 특히 자기가 알던 음악이나 젊을 때 좋아했던 음악일 때 그렇습니다. 예를 들면 어린 시절이나 청년 시절에 좋아했던 대중가요나 찬송가, 국가, 혹은 고등학교나 대학교의 교가 같은 것들입니다.

음악은 몇 가지 요소로 이루어져 있습니다. 리듬, 곡조, 가사, 템포 같은 것들이죠. 이 각각의 요소들은 어느 정도까지는 서로 다른 뇌 영역이 관여하고 있습니다. 어떤 사람은 말하는 능력을 잃고도 노래는 부를 수 있고, 또 옷 입기는 힘든 사람이 피아노 같은 악기는 연주할 수 있는 이유도 이것으로 설명할 수 있을지 모르겠습니다. 대부분의 사람이나 문화권이 음악에 대단히 높은 가치를 부여하게 된 데는 음악이 특정 감정을 불러일으킨다는 점도 한몫하고 있습니다. 아마도 이런 감정적 연결고리가 익숙한 음악에 대한 기억을 강화시켜 줄 것입니다.

음악은 여러 치매 환자에게 효과적이고 중요한 형태의 치료법입니다. 음악이 불러오는 즐거움이 그 막강한 효과를 증명합니다. 만약 치매가 있는 사람이 자기가 좋아하는 노래나 좋아하는 음악 유형(찬송가, 클래식, 로큰롤, 힙합 등)을 생각해 내지 못한다면 가족이나 친구가 대신 도와줄 수 있습니다.

음악은 치매가 있는 사람들의 관심을 붙잡는 효과가 있다. 음악은 즐거움을 제공하고 자신의 과거, 그리고 다른 사람들과의 연결고리를 유지할 수 있게 도와준다.

"

Q39. 아내가 예전에는 교향곡을 무척 좋아했는데 요즘에는 공연에 가기를 꺼립니다. 지난번 공연에 갔을 때는 아내가 일찍 자리를 뜨자고 하더군요. 그래도 활동을 계속하는 것이 중요하지 않을까요?

"

A39. 그렇습니다. 아내가 활동에 계속 참여하게 해주는 것이 중요합니다. 하지만 하고 싶은 것이 무엇인지에 대해서는 아내가 기준이 되어야 하고, 아내가 최종 결정권을 갖고 있어야 합니다. 아내를 교향곡 공연에 데리고 가는 것은 좋은 일입니다. 아내가 항상 좋아했던 활동이니까요. 하지만 아내의 행동을 보면 이제 공연을 보러 가는 것이 아내에게는 큰 부담이 되고 있는지도 모릅니다. 오랜 시간 앉아 있는 것이나 많은 사람과 함께하는 것이 불편할 수도 있겠죠. 만약 그렇다면 더 작은 공연장에서 열리는 짧은 공연을 편안하게 여길 수도 있습니다. 아니면 온라인 음악 사이트나 라디오에서 남편이 직접 아

내를 위해 선곡한 음악을 들려줘 보세요.

저에게는 '삼진아웃 규칙'이라는 것이 있습니다. 만약 당신이 무언가를 세 번 시도해 보았는데 아내가 매번 그 활동을 거부한다면, 그 활동이 아내에게 부담이 되고 있다고 판단하는 것이죠.

> 당신이 무언가를 세 번 시도했는데 매번 불편해 하거나 내켜 하지 않는다면 그것은 그 활동이 치매 환자에게 큰 부담이 되고 있다는 신호일 가능성이 크다. 그럼 가능하다면 그런 활동을 피하거나, 횟수를 최소로 줄이는 것이 좋다.

❝

Q40. 운동이 알츠하이머병이나 다른 치매의 진행을 늦추나요?

❞

A40. 이것은 논란이 있는 사안이어서 의견이 크게 엇갈리고 있습니다. 어떤 연구에서는 경도인지장애나 치매가 있는 사람이 신체운동 프로그램에 참여한 경우 증상의 진행이 늦추어졌다고 하지만, 어떤 연구에서는 그렇지 않다고 나왔습니다. 연구들을 종합적으로 검토해 보면 제가 보기에는 아직 설득력 있

는 증거가 나오지 않은 것 같습니다.

걷기를 비롯한 신체운동은 치매 환자의 삶의 질을 향상하는 등 여러 가지 이점이 있습니다. 중년층과 노년층의 운동에 대해 연구한 바에 따르면 운동이 장래 뇌졸중 위험과 심장마비 위험을 낮추어 주는 것으로 나옵니다. 예로서 태극권 수련이 낙상의 위험을 줄여 준다는 점도 중요한 부분입니다.

제가 내린 결론은 자기가 안전하게 수행할 수 있는 신체활동 프로그램에 일상적으로 참여할 기회가 모든 사람에게 열려야 한다는 것입니다. 사람에 따라서는 이런 활동에 참여하지 않거나 중도 하차하는 쪽을 택할 수도 있습니다. 분명 활동을 더 많이 하라고 강요하는 것은 부적절합니다. 그 사람이 젊을 때 어떤 활동을 했었는지 알아내면 현재 관심을 가질 만한 활동을 찾는 데 도움이 됩니다.

치매를 야기하는 일부 질병은 균형감각, 근력, 판단능력에 장애를 일으킵니다. 따라서 새로운 운동 프로그램을 시작하기 전에 그 사람이 안전하게 할 수 있는 것은 무엇이고, 더 이상 할 수 없는 것은 무엇인지 평가해 보아야 합니다. 운동이 치매의 진행을 늦추지는 못한다 할지라도 그 외의 다른 이점이 많기 때문에 그것만으로도 모든 치매 환자에게 규칙적인 운동을 권장해야 할 이유는 충분합니다.

A41. 저는 주간 보호(day care) 서비스를 강력하게 지지하는 사람입니다. 치매 환자들에게 계속해서 자극을 주며 활동을 유지하고, 힘을 보태 줄 수 있는 방법이기 때문입니다. 그리고 동시에 치매 환자를 돌보는 가족들이 잠시 그 임무를 내려놓고 쉴 수 있는 기회도 되죠.

비용이 문제가 된다면 수입이나 자산 현황에 따른 비용 할인 제도 등이 있는지, 국가나 지자체로부터의 지원은 가능한지 확인해 보세요.(우리나라의 경우 「노인장기요양보험법」에 따라 수급 자격을 얻으면 비용의 85%를 지원받을 수 있습니다. – 옮긴이)

"

Q42. 아내를 장기요양시설에 보낼 때가 되었는지
어떻게 알 수 있을까요? 요양시설에 들어가는 것은
피할 수 없는 일인가요?

"

A42. 치매 환자에게 요양시설 입소가 필연적인 것은 아니지만 치매 환자에게 필요한 간병이 가족이 감당할 수 있는 수준

을 넘어서는 경우가 많습니다. 임의의 시간을 기준으로 할 때 거동 불편자를 위한 생활지원시설이나 전문요양시설에서 지내는 치매 환자는 30퍼센트에 불과하지만 치매가 심각한 단계로 진행된 사람들의 경우에는 75퍼센트 이상이 장기요양시설에서 지냅니다.

어떤 한 가지 사건 때문에 요양시설에 들어가게 되는 경우는 많지 않습니다. 그보다는 돌보는 사람의 능력을 넘어서는 간호가 필요해지거나, 돌보는 사람의 건강에 문제가 생기거나, 가족이 관리할 수 있는 수준을 넘어서는 행동상의 증상이 생기거나, 다른 만성질환이 다발적으로 생겨서 집에서 머무는 것이 너무 위험하거나 불가능해지는 등의 여러 문제가 축적되다가 결국 요양시설을 알아보게 되는 경우가 대부분입니다. 제 임상 경험으로 보면 가족들은 다른 대안이 없을 때까지 기다리는 경우가 많습니다.

요양시설 입소 가능성에 대해서는 가족 구성원 간에 터놓고 논의가 이루어져야 합니다. 환자에게 필요한 것이 무엇인가에 대해 가족 간에 의견이 엇갈리면 주치의, 치매 간병 전문가, 혹은 작업치료사로부터 정보를 구할 필요가 있습니다. 의사결정 과정에 참여하는 사람은 모두 환자가 할 수 있는 것과 할 수 없는 것이 무엇인지, 환자에게 필요한 의학적 관리가 무엇인지, 일상생활에서 지원이 필요한 것은 무엇인지, 현재의 상황이 안전한지 여부 등에 대해 알아야 합니다. 당신이 1차 간병 보호자라면 자신의 감정적 문제, 경제적 문제, 건강 문제 등에 대해 공개적으로 자유롭게 얘기할 수 있어야 합니다. 만약 의견 차이가 해소되지 않는다면 사회복지사, 상담사, 치매 간병 전문가 등 갈등을 해소해 줄 수 있는 제3자의 도움이 필요합니다.

어떤 사람들은 병원을 거쳐 요양시설에 들어가기도 하지만 대다수는 집에서 바로 요양시설로 들어갑니다. 연구에 따르면 장기요양시설에 들어가는 사람들은 나이가 더 많고, 치매가 더 심각하고, 행동학적, 정신의학적 증상이 더 많고, 돌보아 줄 수 있는 가족이 적은 것으로 나옵니다.

치매에 걸린 가족을 집이 아닌 다른 곳에 보낸다는 것에 죄책감을 느끼는 사람이 많습니다. 하지만 제가 진행한 연구에 따르면 치매에 걸린 사람들은 장기요양시설에 들어가면 더 활동적으로 변하는 것으로 나왔습니다. 환자의 보호자들 중에서는 요양시설 덕분에 자신과 치매가 있는 가족 모두 혜택을 입었다고 느끼는 사람이 많았습니다. 간병 보호자가 혜택을 입었다고 흔히 말하는 이유 중 하나는 간병의 부담을 내려놓으니 다시 애정 어린 가족의 일원으로 돌아갈 수 있어서 좋았다는 것이었습니다.

같은 문제를 겪고 있는 사람들끼리 서로를 위로하는 지원모임(support group)에 참여해 볼 수도 있습니다. 사랑하는 가족을 요양시설에 보내는 문제로 고민하는 사람이 많다는 것을 알게 될 것입니다. 이것이 죄책감을 덜어 주거나, 결정을 쉽게 하지는 않지만 가족의 치매로 고통받는 사람이 자기 혼자가 아님을 알면 큰 위로가 됩니다. 결정을 내리지 못해 고민이라면 똑같은 결정을 내려야 했던 친구와 대화를 나누거나, 사회복지사, 담당 의사와 상담하는 것도 도움이 됩니다.

" Q43. 좋은 요양시설은 어떻게 찾을 수 있나요? "

A43. 주변 사람 중에 자기 가족을 장기요양시설에 보내 본 경험이 있는 사람을 알고 있다면 그 시설이 만족스러웠는지, 그리고 그 이유는 무엇이었는지 물어볼 수 있습니다. 지원모임 사람들이나 지역 알츠하이머병 지원 단체, 주치의, 혹은 종교 단체 관계자에게 사람을 잘 돌보아 주는 시설을 알려 달라고 할 수도 있습니다. 공공기관에서 전문 요양시설의 평가 점수를 공개하는 경우도 있습니다만 이런 점수는 시설이 정부 규제를 얼마나 잘 따르고 있는지를 주로 보여 줍니다. 물론 이것도 중요한 부분입니다만 이런 점수가 간병의 품질과 직접 관련이 있다고 보기는 힘듭니다.

시설을 몇 군데 직접 들러 보기 바랍니다. 자기와 상담하는 사람이 치매 환자가 필요로 하는 부분에 대해 잘 알고 있는지 판단해 보십시오. 그리고 치매 환자들을 위해 어떤 구체적인 프로그램을 제공하고 있는지, 환자를 위한 최선의 간병이란 무엇이라고 생각하는지 물어보십시오. 그리고 시설에서 직원들에게 어떤 훈련을 요구하고, 또 제공하는지도 물어보십시오. 직원들이 인지장애가 있는 사람들을 어떻게 대하는지 관찰하십시오. 직원들이 치매 환자들을 인간적으로 대우하고 있습니까? 좋은 요양시설이라면 오줌 냄새가 나는 일은 없어야겠죠.

경제적인 문제에 대해서도 충분한 정보를 파악하고 있어야 합니다. 치매 환자에게 남은 자산이 얼마나 있는지, 장기요양 의료보험을 가입한 것이 있는지, 당신이 선택한 요양시설의 비용이 환자와 당신이 감당할 수 있는 수준인지 두루 생각해 보아야 합니다.

장기요양시설을 알아볼 때 확인해야 할 점들

- 가족을 요양시설에 보냈던 사람들에게 어땠는지 물어보기
- 요양시설을 몇 군데 방문해서 치매와 관련해서 어떤 프로그램을 제공하는지 구체적으로 알아보기
- 치매 환자를 위한 최선의 간병이란 무엇이라고 생각하는지 물어보기
- 직원들이 인지장애가 있는 사람들을 어떻게 대하는지 관찰하기

**Q44. 남편이 몇 번 집을 나가 길을 잃고 헤맨 적이 있어서
문을 잠가 놓는 요양시설에 들어가 있어요. 언제쯤이면 남편이
이런 시설에서 나와서도 안전할까요?**

A44. 어떤 치매 환자는 우연히, 혹은 의도적으로 거주지를 이탈하는 바람에 안 좋은 결과가 생길 위험이 커집니다. 이런 사람들은 집으로 돌아오는 길을 찾지 못해서 위험한 상황에 처할 위험이 있죠. 반면 어떤 치매 환자는 집을 떠날 위험이 아주 낮거나 없고, 행여 문밖을 나서도 안전한 울타리를 벗어나지 않는 환경에서 살기도 합니다. 낙상 같은 나쁜 일을 당할 위험이 높지 않는 한 우리 모두가 자유롭게 움직일 수 있게 하는 것이 일반적인 목표입니다. 혼자서 밖으로 나가면 위험에 처할 위험이 높은 사람이라고 해도 적어도 시설 내에서는 자유롭게 움직일 수 있어야 한다는 의미입니다.

만약 밖으로 나가서 길을 잃고 헤맬 위험이 아주 낮거나 아예 없는 경우라면 문을 잠그는 환경에 수용하는 것은 지나친 구속이 아닌가 하는 생각이 듭니다만, 일부 시설은 문을 잠그는 환경만을 제공하죠. 만약 남편께서 문을 잠그는 보호 조치가 필요한 경우가 아니라면 남편이 지금의 시설에서 계속 지내는 데 따르는 이득이 시설을 옮기는 데 따르는 이득보다 큰지 저울질해 볼 필요가 있다고 생각합니다. 만약 그렇지 않다면

시설을 옮기는 것이 분명 합리적이라 할 수 있죠. 하지만 아내만 문 잠그는 것을 걱정할 뿐, 정작 당사자는 이를 문제 삼지 않는 경우라면 시설을 옮기는 것이 남편에게 불필요한 정신적 상처만 더할 수도 있습니다.

일부 시설에서 문을 잠근다는 사실에 마음이 불편한 사람이 많습니다. 저는 그런 조치가 필요한 경우가 있다고 생각합니다. 우리에게는 스스로를 보호하지 못하는 사람을 보호할 의무가 있기 때문이죠. 어떤 사람은 밖으로 나가려는 욕구가 너무 강해서 문을 잠그지 않고 다른 합리적인 조치를 취해 보려고 해도 결국은 실패할 수밖에 없습니다. 이런 사람들을 위해 문을 아예 잠가 버리는 것보다는 제한이 덜한 환경을 마련한 시설도 있습니다.

**Q45. 아버지가 기르던 개를 아버지 댁으로
다시 데려와야 할까요? 아버지가 개를 불편해 하셔서
다른 곳으로 옮겨야 했거든요.**

A45. 치매가 있는 사람 중에는 그렇지 않은 이들만큼이나 동물에 긍정적으로 반응하는 사람이 많습니다. 대부분의 의료 종사자들은 사람들과의 상호작용에서는 대단히 내성적이던 치

매 환자가 강아지나 고양이 같은 동물이 있으면 생기가 넘치고 활발해지는 것을 목격합니다. 이것을 '반려동물 치료(animal therapy)'라고도 하죠. 이런 표현을 사용할 만한 가치가 충분히 있습니다. 치매 환자를 대상으로 한 반려동물 치료 임상실험이 몇 편 있었는데 다양한 긍정적인 효과가 입증된 바 있죠.

아버지가 기르던 개를 다른 곳으로 옮기는 일이 아마 아주 힘든 결정이었을 것 같습니다. 개가 해를 입거나 아버지가 겪는 불편이 개를 통해 느끼는 즐거움보다 훨씬 크다고 결론을 내렸어야 했을 테니까요. 저는 그런 결정이 충분히 이해됩니다. 하지만 개를 아버지에게 다시 데려가서 어떤 일이 벌어질지 확인해 볼 가치가 있다는 생각에 저도 동의합니다. 몇 번 정도 아버지와 개를 함께 지내게 해서 문제가 생기는지 확인해 보면 좋을 것 같습니다. 개를 주변에 두는 것이 여전히 아버지를 불편하게 만들거나, 개를 위험에 노출시킨다면 함께 있으면 안 되겠죠.

이런 결정을 내릴 때 제가 배운 가장 중요한 사실 중 하나는 정답을 이끌어 내려면 시행착오를 겪는 수밖에 없다는 것입니다. 어떤 것이 올바른 결정인지 알 수 없는 까닭에 여러 가지로 시도를 해 보아야만 가까스로 해답을 얻을 수 있는 상황이 많습니다.

Q46. 갈란타민, 리바스티그민, 도네페질, 메만틴 같은 성분의 치매약이 효과가 있나요?

A46. 이런 약들이 위약(placebo)보다 효과가 좋다는 증거는 명확하게 나와 있습니다만, 이런 약이 얼마나 득이 되는지, 얼마나 오래 처방해야 하는지, 복용량을 아주 높게 처방해도 괜찮은지, 가격만큼 값을 하는지에 관해서는 전문가들 사이에 의견이 엇갈리고 있습니다.

알츠하이머병과 파킨슨병 치매에 걸린 사람 중 1/3 정도는 갈란타민, 리바스티그민, 도네페질 같은 아세틸콜린에스테라아제 억제제(acetylcholinesterase inhibitor)로 치료했을 때 사고 능력이나 일상의 기능에서 측정 가능한 개선을 경험합니다. 제약회사에서 약과 함께 배포하는 복용설명서에 들어 있는 증거들을 살펴보면 이런 이득은 질병의 6개월 치의 경과와 동등합니다. 무슨 뜻이냐면 9월에 약을 복용하기 시작해서 평균적인 반응이 나올 경우 인지기능과 일상의 기능이 지난 3월 수준으로 개선된다는 의미입니다. 이것은 평균적인 반응에 해당합니다. 어떤 사람은 아무런 이득도 얻지 못하는 반면, 어떤 사람은 평균 수준의 반응이 나오고, 어떤 사람은 평균 이상의 이득을 얻기도 합니다.

흥미롭게도 치료를 시작하고 첫 3주 동안에는 '위약 반응'이 일어납니다. 무작위로 활성이 없는 약을 복용하는 집단에 배정받은 사람도 활성이 있는 약을 복용하는 사람과 똑같은 이득을 본다는 의미입니다. 하지만 6주 정도가 지나면 이런 위약 반응이 사라져서 활성이 있는 약을 복용하는 사람은 인지능력이 개선되는 반면, 위약을 복용하는 사람은 개선이 없습니다.

아세틸콜린에스테라아제 억제제는 메스꺼움, 구토, 설사, 심박수 저하, 낙상, 악몽, 식욕부진 등 몇 가지 부작용이 있을 수 있습니다.

만약 몇 달 후에 복용을 중단하면 인지기능이 약을 한 번도 먹지 않았을 경우의 수준으로 되돌아갑니다. 이것은 이 약이 뇌세포, 그리고 그 세포들 간의 연결을 파괴하는 질병 과정을 늦추거나 역전시키는 것이 아님을 보여 줍니다. 갈란타민, 리바스티그민, 도네페질 같은 성분은 결핍 상태였던 '아세틸콜린'이라는 화합물질의 가용성을 높이는 방식으로 작용합니다. 이것은 당뇨병에서의 인슐린이나, 파킨슨병에서의 L-도파의 작용 방식과 유사합니다.

'메만틴'이라는 성분은 아세틸콜린에스테라아제 억제제와는 다르게 작용합니다. 이것은 세포가 부상을 입었을 때 일어나는 신경세포의 과도한 자극을 줄여 줍니다. 알츠하이머병의 치료에서 이것을 단독으로 처방한 경우 아세틸콜린에스테라아제 억제제만큼 효과적이지는 않지만 위약보다는 효과가 있습니다. 한 연구에서는 메만틴과 아세틸콜린에스테라아제 억제제를 함께 처방하면 아세틸콜린에스테라아제 억제제만 단독 처방한 경우보다 효과가 좋은 것으로 나왔습니다(이 실험에서는 도네페질 성분의 약품이 사용됐지만 추측하기로는 갈란타민이나 리바스티그민 성분의 약도 똑같은 효과를 보리라 생각합니다).

" Q47. 치매약을 얼마나 오래 복용해야 하나요? "

A47. 이런 질문을 하는 사람 중에는 이런 약 가운데 한 가지를 몇 달 전부터 복용하기 시작했는데 아무런 이득도 보지 못했다거나, 이득을 보았던 부분이 모두 사라져 버렸다고 말하는 경우가 많습니다. 안타까운 일이지만 이 어려운 질문에 대한 답변을 시도했던 연구들은 모두 큰 결함을 안고 있습니다.

그중 제가 최고로 꼽는 연구에서는 도네페질과 메만틴 성분의 약을 2년 동안 계속 복용해 온 상태에서 3년째 계속 그 약을 복용하기로 결정한 사람이 그 상태에서 복용을 중단한 사람보다 상황이 더 나은지 실험해 보았습니다. 그 결과 참가자들 모두 3년째 해에 사고능력과 일상의 기능이 저하되었지만 도네페질 성분을 복용한 사람들은 기능 저하가 덜했습니다.

저는 이 연구결과가 의미하는 바는 리바스티그민, 도네페질, 갈란타민 성분의 약을 아주 오랫동안 복용해 온 사람도 여전히 적당한 수준의 이득은 계속 보고 있는 것이라고 해석합니다. 하지만 대부분의 사람은 치매약을 2년 이상 복용하지 않기 때문에 복용 기간이 2년이 안 되는 사람들에게 이런 결과를 어떻게 적용해야 할지 알 수가 없습니다. 실망스러운 대답인 것은 알지만 이것이 지금까지는 최선의 정보입니다. 약물복용의 이득이 그저 적당한 수준에 불과하기 때문에 심한 부작용을 경험하는 사람이 있다면 복용을 중단하는 것이 나을 것입니다. 부작용이 없다면 복용을 이어 갈지, 중단할지에 관한 판단은 당사자가 그 작은 이득을 얼마나 가치 있다고 여기는지에 달려 있습니다.

"
Q48. 알츠하이머병 환자에서 우울증의 약물치료는 어떻게 생각하시나요? 그리고 다른 치료에 대해서는 어떻게 생각하십니까?
"

A48. 알츠하이머병이 있는 사람 중 20퍼센트 정도는 임상적 우울증의 증상을 보입니다. 우울증이 있음을 말해 주는 증상으로는 불안, 혼자서 틀어박히기, 체중 감소, 수면장애, 절망 등이 있습니다(Q77 참조). 혈관성 치매 환자나 파킨슨병으로 인한 치매 환자에서는 우울증 발생 비율이 더 높습니다. 알츠

하이머병의 경과 도중에 우울증 증상이 나타날 확률은 30에서 40퍼센트 정도입니다.

치매와 임상적 우울증을 동시에 갖고 있는 사람에서 항우울제 처방의 효과를 살펴본 연구 중에서는 절반 정도만 효과가 있는 것으로 나왔습니다. 마찬가지로 운동만 했을 때의 효과를 살펴본 연구에서도 뒤섞인 결과가 나왔습니다.

제 의견은 이렇습니다. 치매 환자가 경도 우울증이나 중등도 우울증의 증상도 함께 나타내는 경우에는 제일 먼저 우울증을 야기할 수 있는 다른 질병이 있거나, 약물을 복용하고 있지 않은지 확인해 보는 데 초점을 맞추어야 합니다. 그리고 그 사람이 예전에 즐겼고, 지금도 참여할 수 있는 활동이 있다면 적극적으로 참여하도록 북돋아 주어야 합니다. 경도인지장애와 경도나 중등도의 치매를 갖고 있는 사람은 자신의 감정을 얘기할 수 있는 경우가 있으니 그렇게 하도록 적극적으로 북돋아 주어야 합니다. 이런 방법이 효과가 있다고 밝혀낸 연구는 없지만 당사자가 동의하고, 대화를 불편하게 여기지 않는 한은 시도해 볼 만한 합리적인 일이라 여겨집니다. 치매가 있는 사람 중에는 매우 심각한 우울증 증상이 있는 사람도 있습니다. 항우울제가 이런 경우에 효과가 있다는 증거는 약합니다만 저는 이런 사람들에게는 항우울증 약물치료를 시도해 보는 것이 합리적이라 생각합니다.

Q49. 경도인지장애가 있는 사람도 도네페질이나
메만틴 성분의 약을 복용해야 할까요?

A49. 이런 성분의 약들이 경도인지장애 치료제로 효과를 볼 수 있다는 증거는 아주 미약합니다. 하지만 일부 의사는 경도인지장애 환자에게 이런 약을 처방하고 있습니다. 잠재적 이득이 있는 치료는 무엇이든 시도해 보아야 한다는 것이 그 근거죠. 저라면 처방하지 않겠습니다만, 경도인지장애 환자가 이런 약물치료 방법의 이득을 입증하는 증거가 부족하다는 점을 충분히 이해하고 있고, 부작용의 위험도 감수한다면 시도해 볼 만하다고 생각합니다.

Q50. 은행잎 추출물, 코코넛오일, 강황,
해파리 단백질 같은 제제는 효과가 있나요?

A50. 이런 성분들 중에서는 은행잎 추출물이 가장 잘 연구되어 있는데 알츠하이머병의 치료법으로는 어떤 이득도 없는 것으로 나타났습니다. 나머지 코코넛오일, 강황, 해파리 단백질은 적절한 연구가 이루어지지 않은 상태지만 제가 얼마 안

되는 증거를 검토해 본 바로는 알츠하이머병의 예방이나 치료에 아무런 효과가 없어 보입니다.

코코넛오일은 혈중지질 수치를 높이기 때문에 잠재적으로 해롭게 작용할 수 있습니다.

이런 방법들은 부작용이 드물기 때문에 시도해 본다고 해롭지는 않겠지만 돈이 많이 듭니다. 반면 오히려 비현실적인 기대감만 높여 놓지 않을까 걱정이 됩니다. 이런 성분에서 혜택을 볼 가능성은 별로 없습니다.

> **Q51. 항정신성 약물이 어째서 알츠하이머병 환자의 사망을 증가시키나요? 그럼 이런 약 처방은 문제 있는 거 아닐까요? 그렇다면 문제 행동을 치료할 수 있는 다른 접근방법은 무엇이 있을까요?**

A51. 쿠에티아핀, 아리피프라졸, 할로페리돌 등등의 항정신성 약물은 치매 환자들을 대상으로 대단히 과도하게 처방이 이루어져 왔습니다. 이런 약물들은 수면장애, 무작정 걷기(pacing), 길 잃고 방황하기, 불평하기, 경도의 의심증 등을 치료하는 데 사용되어 왔습니다.

하지만 항정신성 약물이 이런 문제를 치료하는 데 효과가 있다는 증거는 없고, 여러 가지 심각한 부작용을 일으킨다는 증거는 매우 많습니다. 이 계열에 해당하는 모든 약물은 치매 환자의 사망률을 60~100퍼센트 정도 증가시키는 것으로 나타났습니다. 이 같은 사망률 증가는 치료를 시작하고 12주 안으로 나타나서 적어도 1년 이상 지속됩니다. 환자가 약물을 계속 복용하는 한 사망률 증가가 지속될 수 있습니다.

이런 사망률 증가 현상은 여러 가지 원인에 의한 것일 가능성이 큽니다. 치매 환자가 항정신성 약물을 복용하면 심혈관질환, 감염, 그리고 낙상 등으로 사망할 가능성이 커집니다.

드물기는 하지만 이런 약물이 반드시 필요한 경우에는 효과를 볼 수 있는 최소 용량으로 처방을 해야 하고, 효과가 없으면 중단해야 하고, 효과가 있더라도 몇 달 후에는 재평가를 해서 가능하면 복용을 중단해야 합니다.

치매 환자 중 소수는 신체적 동요(physical agitation)나 사실이 아닌 망상적 믿음 때문에 큰 고통을 받거나, 인생을 제대로 즐기지 못합니다. 드문 일이지만 동요가 심한 치매 환자는 타인에게 해를 입히기도 합니다. 대부분의 전문 임상가들은 이런 문제를 치료할 때 약물 말고는 방법이 없는 응급 상황이 아닌 한, 항정신성 약물을 시도하기 전에 비약물성 접근방식을 먼저 시도해 보아야 한다는 데 의견을 같이하고 있습니다. 신체적 동요와 망상적 믿음을 해결하는 첫 번째 단계는 해결 가능한 촉발 요인이 있는지 판단하는 것입니다. 이런 촉발 요인은 의학적인 것일 수도 있고, 감정적, 신경정신의학적(예를 들면 환각이나 망상), 혹은 환경적인 것일 수도 있습니다. 여러 가지 가능성이 존재할 때가 많기 때문에 모두 철저히 조사하는 데 시간이 걸릴 수도 있습니다. 시행착오를 통해 무언가가 효과가 있는지 확인한 후에 효과가 없으면 다음 가능성으로 넘어가는 것이 중요한 원칙입니다. 해결 방법이 명확한 문제인 경우는 당연히 그 해결책이 이미 시도되었을 것입니다.

행동이나 각성도에 갑작스러운 변화가 있는 경우는 언제라도 새로운 의학적 사건이 발생했는지 여부를 판단해 보아야 합니다. 그리고 그 전 달에 새로운 약물이 추가되었거나, 기존 약의 복용량에 변화가 있었는지 검토해 보는 것도 중요합니다. 이런 변화가 기능과 행동의 변화를 촉발할 수도 있기 때문입니다.

신체적 동요와 망상적 믿음을 야기할 수 있는 원인들을 평가하면서 그와 함께 당사자가 즐겁게 참여할 수 있는 활동에 끌어들이려는 노력이 있어야 합니다. 일부 치매 환자는 활동에 참여하기를 거부하는 경우도 있지만 그 사람이 아프기 전에 참여했던 활동이 무엇인지 알아내서 시도해 보면 즐길 수 있는 활동을 찾을 가능성이 큽니다.

치매 환자를 활동에 참여시킬 때는 당사자가 더 이상 할 수 없는 일을 강요하지는 않아야 합니다. 개인적 선호도가 가장 중요합니다. 치매가 있든 없든, 많은 사람들은 자기가 새로운 활동을 즐기게 될지 여부를 미리 알지 못합니다. 그러나 격려와 지지를 보내 주면 대부분 긍정적으로 반응하게 됩니다.

치매의 증상을 치료할 때 항정신성 약물이 필요한 경우는 드물고, 이런 약물은 치매 환자의 사망률을 60~100퍼센트 정도 높인다. 드물지만 이런 약물이 정말로 필요한 경우에는 효과를 볼 수 있는 최소의 용량으로 처방하고, 큰 효과가 없다면 복용을 중단해야 하며, 효과가 있더라도 몇 달 후에는 재평가해서 가능하면 중단해야 한다.

"

Q52. 치매 환자 단기보호제도에 관심이 있습니다. 장기요양시설 입소의 대안이 될 수 있을까요?

"

A52. 단기보호제도란 짧은 기간 동안 치매 환자들에게 24시간 간병을 제공해서 치매 환자의 보호자가 일정 기간 간병의 역할을 내려놓을 수 있게 하는 제도를 말합니다. 간병을 하느라 너무 지쳐 어찌할 바를 모르는 보호자에게는 단기보호제도가 가뭄의 단비처럼 느껴질 수 있습니다.

단기보호제도가 장기요양시설 입소를 늦출 수 있다고 입증된 바는 없습니다. 하지만 이 제도는 임시방편으로 활용할 수 있는 훌륭한 제도이기 때문에 저는 강력하게 추천합니다.(우리나라에는 '치매가족휴가제'라는 제도도 있습니다. - 옮긴이)

> **"**
> **Q53. 어머니가 지난 6개월 동안 한 달에 0.5에서**
> **1킬로그램 정도씩 체중이 줄었습니다. 걱정해야 할 일인가요?**
> **같이 있을 때 보면 어머니의 식욕은 괜찮아 보입니다.**
> **"**

A53. 일반적으로 70세 이상의 사람들은 평균적으로 일 년에 0.5에서 1킬로그램씩 살이 빠집니다. 이것은 병이 있거나 먹을 것이 없어서 나타나는 현상으로 보지 않습니다.

만약 치매가 있는 사람이 이보다 빠른 속도로 체중이 감소한다면 원인을 찾아야 합니다. 예를 들어 식사와 식사 사이에 항상 간식을 먹던 사람이 간식을 구하기 어려워지면 살이 빠집니다. 어떤 노인들은 미각이나 후각에 장애가 생기기도 합니다. 그럼 먹는 즐거움이 줄어들어 먹는 양이 줄어들 수 있습니다.

치매를 야기하는 질병 중에는 질병의 단계가 깊어지면서 씹기와 삼키기에 장애가 일어나는 경우가 많습니다. 치매 환자가 음료를 마시다가 기침을 하거나, 음식을 삼키다가 숨이 막히는 경우가 있다면 삼키기 메커니즘에 신경학적 장애가 생겼거나, 마시고, 먹고, 삼키는 다중의 행동을 조화시키기가 어려워진 것일 수 있습니다. 언어병리학자는 삼키기 평가에는 전문가이기 때문에 그 원인을 확인해서 환자의 칼로리 섭취 능력을 도와줄 방안을 권해 줄 수 있을지도 모릅니다.

말기 치매에서 일부 사람은 먹는 것에 적극적으로 저항합니다. 제가 그런 사람들을 검사해 보면 신생아에서 보이는 강력한 흡인반사(suck reflex)가 나타날 때가 많습니다. 이런 반사가 발현되는 증상 중 하나가 입안에 넣어 준 숟가락이나 다른 식기를 무는 것입니다. 볼에 음식물이 쌓이는 것도 씹기와 삼키기 메커니즘에 장애가 생겼다는 신호입니다.

삼키기 장애에서 치료 가능한 원인을 발견할 수 없는 경우에는 칼로리 섭취를 증진하기 위해 몇 가지 조치를 할 수 있습니다. 여기에 해당하는 것으로는 환자가 항상 즐겨 먹던 음식 제공하기, 음식을 손으로 먹을 수 있게 해주기, 스스로 먹을 수 없는 사람에게 충분한 시간을 들여(심지어 60~90분 정도까지도) 먹여 주기, 하루 종일 조금씩 음식을 제공해 주기, 환자가 씹지 못하는 경우에는 음식을 갈아서 주기, 액체보다 삼키기 쉬운 걸쭉한 액체를 이용하기 등이 있습니다.

튜브를 통해 음식을 공급하는 영양보급관 장착이 수명을 연장하거나, 흡인(aspiration, 음식이나 분비물이 폐로 들어가는 현상)을 예방해 준다는 증거는 없습니다. 제가 보기에 영양보급관을 할지 여부에 대한 판단은 의학적 문제이기도 하지만, 윤리적 문제이기도 합니다(Q97 참조). 따라서 환자를 대리해서

의학적 결정을 내리는 사람이나 가족이 결정해야 합니다(일반
적으로 치매의 병세가 깊어진 사람은 더 이상 논의에 참여하지 못합
니다).

" Q54. 알츠하이머병 때문에 죽는 건가요? "

A54. 치매가 있는 사람의 가장 흔한 사망원인은 폐렴입니
다. 진행성 치매를 야기하는 모든 질병은 결국 삼키기 장애를
일으키기 때문에 원인을 불문하고 말기 치매 환자는 흡인 위험
이 커집니다. 흡인이란 음식이나, 입과 코의 분비물, 위의 내
용물 등이 식도를 따라 내려가지 않고 폐로 들어가는 현상을
말합니다(Q88 참조). 흡인은 폐렴의 흔한 원인입니다.

치매 환자는 낙상을 당해 고관절이나 다른 뼈가 부러질 위
험, 약물의 부작용이 생길 위험, 섬망(Q67 참조)이 일어날 위험
이 커집니다. 이런 것들 모두 치매 환자의 기대수명을 단축시
킵니다.

치매는 삼키기 장애의 직접적인 원인이고, 삼키기 장애는
흡인과 폐렴으로 이어지기 때문에 말기 치매 환자가 폐렴으로
사망할 경우에는 치매를 사망의 개시 원인으로 생각합니다. 이
것은 진행형 인지기능 저하를 야기하는 모든 질병에 해당합니

다. 알츠하이머병은 치매의 가장 흔한 원인이기 때문에 알츠하
이머병이 미국에서 다섯 번째, 혹은 여섯 번째로 흔한 사망원
인이라는 말이 자주 나오고 있습니다.

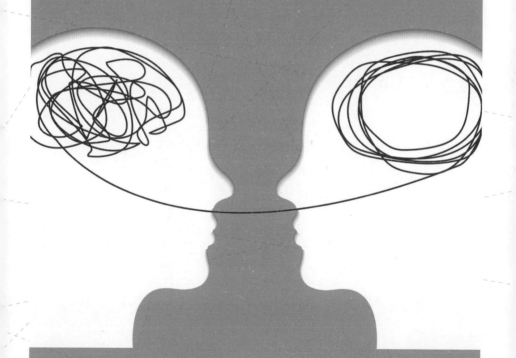

6장

환자의 가족은 어떻게 해야 할까요?

**Q55. 선생님께서는 치매가 심해도 긍정적인 삶을
체험할 수 있다고 하시는데 저로서는 상상이 안 가네요.
사실 자기가 알츠하이머병임을 아는 것만큼 더 끔찍한
일이 있을까 싶거든요.**

A55. 이 문제를 제기해 주셔서 감사합니다. 제 진료실에서 다른 분들도 비슷한 얘기를 하지만 이 문제가 공개적으로 논의되는 경우는 드물거든요. 제 임상 경험에서 바라보는 관점과 연구에서 바라보는 관점 양쪽으로 답변을 하려고 합니다.

치매가 있는 사람들을 만나보면 그들은 행복하고, 무언가를 열심히 하고, 상황이 어떻게 돌아가고 있는지 잘 알고 있는 듯 보일 때가 많습니다. 물론 치매 환자 중에서는 고통받고, 슬픔에 빠져 있고, 활동을 잘 하지 않는 사람도 있죠. 자기에게 치매가 있음을 인식하고 있는 사람들과 대화를 나눠 보면 인생이 달라진 게 없다고 말하는 사람이 많습니다. 원하는 것을 모두 할 수는 없을지라도 친구나 가족과 같이 있을 때, 좋아하는 활동에 참여하고 있을 때, 심지어는 그냥 앉아만 있을 때에도 그들은 대체로 이 정도면 상황이 좋다거나, 이만하기를 다행이라 말할 때가 많습니다. 저는 치매에 걸렸다는 의미를 보기 좋게 포장하고 싶지도, 모든 사람이 긍정적이지만은 않다는 사실을 무시하고 싶지도 않습니다. 하지만 저는 의사로 살면서 몸과

정신이 아픈 수많은 사람들을 치료해 왔지만 사람들이 역경과 마주하는 방식이 참으로 다양하다는 사실에 아직도 깊은 인상을 받고 있습니다. 많은 사람들이 자신의 질병이나 상황이 갖고 있는 부정적인 면을 잘 알고 있으면서도 과거에 누렸던 것과 현재 누리고 있는 것에 감사하는 마음을 갖고 있습니다.

제가 치매가 있는 사람들의 삶의 질을 연구해 보니 강조할 만한 것이 몇 가지가 있었습니다. 첫째, 일부 치매 환자는 증상이 심각한 경우에도 질병이 진행되는 내내 삶을 긍정적으로 체험합니다. 둘째, 치매 환자의 삶의 질에서 가장 중요한 측면은 긍정적인 기분, 활동 즐기기, 사회적 상호작용의 양, 과거에 대한 자각, 자신의 주변에 대한 자각입니다. 셋째, 많은 사람이 자신의 현재 상황에 대해 부정적인 생각과 긍정적인 생각을 함께 표현합니다. 마지막으로 사람들은 건강이 좋든, 치매에 걸렸든, 큰 신체장애가 있든 경험하는 감정을 보면 유형과 다양성 면에서 서로 비슷합니다.

당신의 질문 마지막 문장처럼, 불치병에 걸리거나, 팔다리를 하나 절단하거나, 정신질환에 걸리거나, 시력을 잃거나, 말기 질병으로 진단받는 것에 대해 사람들이 그와 비슷한 말을 하는 것을 여러 번 들었습니다.

의사로 사는 동안 저는 사람들이 나쁜 소식에 얼마나 다양하게 반응하는지 지켜보았습니다. 어떤 사람은 부정적인 감정과 긍정적인 감정을 모두 표현하는 반면, 어떤 사람은 어느 한쪽 감정이 다른 감정을 압도한다고 말합니다. 부정적인 느낌에 대해 터놓고 얘기할 수 있는 기회를 얻으면 기분이 나아지는 사람이 많지만, 모든 사람이 그렇지는 않습니다.

사람들과 의학적으로 나쁜 소식을 이야기할 때 가장 큰 인상을 받았던 부분은 아주 어려운 상황에도 적응할 수 있는 사람이 많다는 점입니다. 저는 이것이 현실을 부정하기 때문이라거나, 현실을 받아들일 능력이 없기 때문이라 믿지 않습니다. 그리고 어떤 사람은 이런 점에서 더 큰 어려움을 느낀다는 것도 잘 알고 있습니다. 의학적으로 나쁜 소식이 사람에게 어떤 영향을 미치는지 이야기할 때 제가 제일 자주 접하는 실수는 모든 사람이 다 똑같이 반응하리라고 예상하는 것입니다. 의사로서 저의 임무는 고통받는 사람을 돕는 것이지만, 어려운 상황에 처한 사람이라고 해서 모든 사람이 고통을 받거나, 전문가의 도움을 필요로 하는 것은 아닙니다.

이런 점에서는 치매도 다른 질병이나 정신질환과 다를 것이 없습니다. 저는 치매에 걸렸다고 해서 꼭 좋은 할아버지, 할머니가 될 수 없다거나, 손님의 방문을 즐기지 못한다거나, 포옹의 기쁨을 누릴 수 없다거나, 다른 사람들이 좋은 시간을 보내는 것을 즐거운 마음으로 지켜볼 수 없다는 의미는 아니라는 것을 알게 되었습니다.

“

Q56. 이제 막 알츠하이머병으로 진단을 받았습니다.
가족과 친구들에게 말해야 할까요?

”

A56. 이것은 정답을 딱 하나로 꼬집어 말할 수 없는 아주 어려운 질문입니다. 배우자가 있는 상황이라면 그 사람한테는 반드시 얘기를 하고 함께할 미래에 대해 자신이 바라는 바를 논의해야 한다고 생각합니다. 자녀를 둔 상황이라면 아이들에게도 이야기하고 미래에 대해서도 대화를 나누는 게 좋을 거라 생각합니다. 이것은 심각한 병이 있는 사람이라면 누구에게나 적용되는 이야기입니다. 가까운 사람들에게 건강에 대해 느끼는 두려움을 토로하면 감정적으로 지원받을 수 있는 기회를 얻게 됩니다.

친구나 지인들에게 알리는 문제는 당신이 그 사람을 얼마나 잘 알고, 얼마나 친분이 있는지에 따라, 그리고 털어놓았을 때 무언가 불리한 일이 일어날 수 있을지 여부에 따라 달라질 것 같습니다. 요즘은 대부분의 사람이 아는 사람 중에 치매 환자가 있고, 보통 부모님이나 다른 가족인 경우가 많습니다. 그런 상황을 접해 본 사람이라면 당신의 처지를 더욱 잘 이해해 줄 수 있을 것입니다. 부끄러워서 사람들에게 알리지 않는 것은 말이 안 되지만, 그렇다고 모든 사람에게 얘기해야 한다는 의미는 아닙니다. 이 문제를 배우자나 신뢰하는 사람과 의논하면 누구에게 알려야 할지 판단하는 데 도움이 될 것입니다.

만약 당신이 치매로 진단을 받았는데 그 질병이 진행성일 가능성이 높다면 어느 시점에 가서는 경제적 문제나 건강 관련 문제를 스스로 판단할 수 없게 될 가능성에 대비해 놓아야 합니다. 당장 유언장을 작성하고 건강상의 판단이나 경제적 판단을 위임할 대리인을 지정해 놓는 것이 최선이라 생각합니다. 그리고 계좌를 개설한 금융기관에 연락하여 미래에 당신의 권한을 위임받을 사람을 지정하려면 어떤 절차가 필요한지 확인해 보아야 합니다. 개인 변호사가 있는 경우는 이 모든 문제를 그 사람과 상의해 보아야 합니다.

"

Q57. 치매 진단을 받으면 운전을 그만두어야 하나요?

"

A57. 원인 질병이 무엇이든 중등도의 치매가 있는 사람은 운전을 해서는 안 된다는 데는 모든 전문가들의 의견이 일치하고 있습니다. 치매가 이 단계까지 오면 판단, 지각, 반응시간, 멀티태스킹 등에 장애가 있을 가능성이 높고, 따라서 사고위험도 현저히 증가합니다.

경증 치매(경증 치매가 잘 정의된 용어는 아니라는 점을 인정합니다)의 경우 언제 운전을 중단해야 하느냐는 문제에서 의견이 엇갈리고 있습니다. 연구에 따르면 경증 치매 환자가 일반 운전자보다 사고 발생 비율이 높은 것으로 나오지만, 미국 십대 남자 청소년의 사고비율과 비슷한 수준입니다. 여기서 딜레마가 생깁니다.

제 생각에 만약 치매 진단을 받은 후에 사고를 냈다면 운전을 멈춰야 합니다. 사고의 원인이 치매가 아니라고 장담할 수 없기 때문입니다. 책임이 상대방 운전자에 있는 경우라 해도 그렇습니다. 어떤 사람은 '손자손녀 테스트' 얘기도 합니다. 어떤 사람에게 자기 손자, 손녀가 탄 차의 운전을 맡기지 못하겠다면, 그 사람은 운전을 하면 안 될 사람이라는 것이죠.

"

Q58. 우리 가족은 지난 20년 동안 1년에 한 번씩 크루즈 여행을 다녔습니다. 제 남편이 2년 전에 원인불명의 치매로 진단을 받아서 우리가 이 전통을 이어 가야 할지 고민입니다. 제 아들 하나는 절대 안 된다고 하고, 다른 아이들은 제 의견과 마찬가지로 시도는 해보아야 한다고 주장해요. 선생님의 생각은 어떤가요?

"

A58. 이 질문으로 추측해 보건대 남편께서는 항상 크루즈 여행을 좋아했던 것 같습니다. 그리고 질문을 주신 분도 이 전

통을 계속 이어 가고 싶어 하는 것으로 들리네요. 남편이 이 즐거움을 계속 맛볼 수 있게 하고 싶고, 모든 이에게 항상 즐거움의 원천이었던 무언가를 가족이 함께하고 싶은 마음도 있어 보입니다.

남편과 크루즈 여행을 함께했을 때는 남편이 낯선 장소에서 길을 잃을까 봐 걱정이 될 수밖에 없습니다. 남편이 예전보다 선상 활동이나 배에서 내려서 하는 활동에 참여하는 능력이 떨어질 수 있고, 그것 역시 마음을 불편하게 만들 수 있습니다. 남편의 안전을 지키기 위해서는 항상 누군가가 곁에 있어야 하는데 본인은 이것을 불쾌하게 여겨서 그럴 필요성을 이해하지 못하거나 받아들이지 않을 수도 있습니다.

크루즈 여행을 이어 가면 남편, 아내, 그리고 다른 가족들 모두에게 여러 가지 잠재적 이점이 있습니다. 남편은 자기에게 익숙한 행동, 항상 즐겨 왔던 행동을 할 수 있죠. 모든 가족 구성원에게는 크루즈 여행을 가는 것이 오랫동안 지속한 가족의 특별한 전통을 계속 이어가는 방법이 될 것입니다. 당신에게는 크루즈 여행이 모든 가족과 함께할 수 있는 방법이면서, 다른 사람이 남편과 함께 시간을 보내는 동안에는 남편을 돌보는 1차 간병 보호자의 임무를 잠시 내려놓을 수 있는 기회이기도 합니다.

만약 작년에 크루즈 여행을 갔는데 아무 문제가 없었다면 올해도 큰 문제가 일어날 가능성은 낮아 보입니다. 하지만 문제가 생길 가능성은 여전하기 때문에 가족들에게 만약 문제가 실제로 발생한다면 어떨지 물어보아야 합니다. 만약 모든 가족이 낮은 위험은 받아들이겠다고 하면 그 정도의 위험은 감수할 가치가 있습니다.

만약 작년에 문제가 생겼다면 올해는 더 많은 어려움이 생길 위험이 큽니다. 저는 이 문제를 다른 가족들과 터놓고 얘기해 볼 것을 권하고 싶습니다.

또 한 가지 다른 접근법이 있습니다. 2, 3일 정도 근처 호텔로 짧은 여행을 가서 상황이 어떻게 펼쳐지는지 확인하는 것입니다. 만약 거기서 문제가 없었다면 더 긴 여행도 괜찮을 공산이 큽니다. 그리고 혹시 모르니 치매 환자에게 친화적인 크루즈 여행사가 없는지 확인해 보는 것도 좋겠습니다.

이런 여행이 더 이상 가능하지 않을 시기가 언제 찾아올지 가늠할 방법은 없습니다. 여행에 참여하는 모든 성인은 당신 남편의 치매가 문제 발생 위험을 높이기는 하지만 그렇다고 문제가 불가피한 것은 아님을 인식하고 있어야 합니다. 남편의 안전과 즐거움은 모두 중요합니다. 이 문제들을 잘 저울질해서 결정을 내려야 합니다.

**Q59. 남편이 1년 전쯤에 알츠하이머병으로 진단받았지만
자기 기억력에 문제가 있다는 것을 계속 부정하고 있습니다.
운전도 할 수 있고, 집에 혼자 있어도 아무 문제가 없거든요.
남편에게 병이 있다는 것을 어떻게 설득할 수 있을까요?
이것은 부정 단계에 해당하나요?**

A59. 알츠하이머병으로 진단받은 사람 중 1/3 이상이 그런 진단명을 들었을 때 어려움을 인식하지 못하거나 자기에게 문제가 있음을 부정합니다. 이런 식으로 얘기하는 알츠하이머병 환자는 더 많습니다. "물론 제 기억에는 문제가 있죠. 하지만 제 나이 때는 다들 그렇잖아요." 이것 역시 자신의 상황을 인식하지 못하고 있다는 증거입니다.

제가 볼 때 이런 인식 결여는 알츠하이머병의 증상인 경우가 많습니다(Q91 참조). 같은 강도의 혈관성 치매나 헌팅턴병에 걸린 사람들은 이런 인식 결여 발생 비율이 훨씬 낮은 점도 이런 결론을 내리게 된 이유 중 하나입니다. 설사 제 의견이 틀리고 이런 인식 결여나 부정이 진단을 받아들일 수 없어서 나온 결과라고 해도 어쨌거나 결론은 당사자가 그 사실을 알지 못하거나, 알기를 원하지 않는다는 것입니다. 어느 경우든 그 사람을 설득하려는 시도는 적절치 못하고, 오히려 당사자를 불편하게 만들 수 있습니다.

만약 당사자가 운전을 하지 말아야 하고, 혼자 외출해서도 안 되고, 돈을 지불해서도 안 되고, 아이를 돌봐도 안 되고, 혼자 약을 복용해도 안 되는 상황에 놓여 있다면 안타깝게도 이런 인식 결여가 문제를 일으킬 수 있습니다.

남편에게 이 진단은 담당 주치의가 내린 것임을 항상 상기시켜 줄 것을 권하고 싶습니다. 이런 식으로 말해 보세요. "잊지 말아요. 그 진단을 내린 사람은 당신 주치의 선생님이라고요." 그래도 계속 부정한다면 이렇게 말할 수 있습니다. "몇 주후에 예약되어 있으니까 선생님한테 당신은 인정 못하겠다고 직접 말해 봐요." 만약 위험해서 남편이 하지 말아야 할 것이 있다면 이런 식으로 덧붙여도 좋습니다. "의사 선생님이 허락하기 전에는 ○○○(혼자 산책 가기 등 임의의 활동)를 하면 안 될 것 같아요."

> **Q60. 지금은 치매 초기 단계에 있는 아내가 결국 더 많은 보살핌이 필요해지면 다른 추가적인 지원을 받아야 할 텐데 아내에게 그 얘기를 어떻게 꺼내야 할지 모르겠습니다.**

A60. 이 질문에 대한 대답은 아내가 자신의 진단에 대해 알고 있는지, 자기에게 문제가 있음을 받아들일 수 있는지 여부

에 달려 있습니다. 만약 아내가 자기가 치매에 걸렸다는 사실이나 기억에 문제가 있다는 사실을 인정할 수 있다면 앞으로의 계획에 대해 전반적으로 함께 대화를 나눠 볼 것을 권합니다. 위임장과 유언장을 쓰거나 다시 검토해 보는 것이 좋은 출발점일 것입니다. 이런 부분을 논의하다 보면 자연스럽게 두 사람에게 앞으로 펼쳐질 수 있는 다양한 시나리오에 대해 얘기하고 계획 세울 수 있는 기회가 열릴 것입니다.

아내의 반응을 통해 얼마나 구체적인 부분까지 들어갈 수 있는지 판단이 가능합니다. 만약 아내가 동요하거나 불편한 기색이 있으면 조금 뒤로 물러서세요. 일반적인 충고를 하자면 먼저 아내가 불편해 하고 있다는 사실을 인정하면서 대화를 이끌어 나가는 것이 좋습니다("이런 얘기 꺼내기가 어렵다는 거 알아요. 나도 그러니까"). 하지만 미래에 대한 얘기가 아내를 불편하게 만들면 대화를 접고 다른 날에 다시 시작하는 것이 좋습니다. 아내가 이런 주제에 대해 대화를 할 수 있다면 일어날 수 있는 상황을 제시하면서 얘기하는 것이 도움이 됩니다("만약 내가 아파지거나, 필요한 만큼 당신을 도울 수 없게 되면 어떻게 해야 할까요?"). 만약 아내가 "그런 일은 절대 일어나지 않을 거예요"라고 대답한다면 이렇게 말해도 좋겠습니다. "물론 그렇지 않기를 바라죠. 하지만 내가 필요한 도움을 줄 수 없는 만일의 사태에 대비는 해 두어야 하지 않을까요?"

대부분의 사람은 이런 대화를 어려워합니다. 치매 환자들 중에서는 추론능력에 장애가 생겨서, 혹은 이런 대화를 불편하게 여겨서, 혹은 앞을 내다보는 능력이 부족해서 이런 대화에 참여하지 못할 수도 있습니다.

하지만 그래도 이런 주제에 대해 일반적인 논의는 할 수 있을 것입니다. 당신이 먼저 자기에게 그런 일이 닥쳤을 경우에는 이렇게 해주었으면 좋겠다고 얘기를 꺼낸 다음, 아내에게 만약 당신에게 그런 일이 생길 때 어떻게 했으면 좋겠느냐고 물어보는 것도 방법입니다. 예를 들면 이렇게 이야기를 끌고 나갈 수 있을 것입니다. "내가 정말 몸이 아파져서 감당할 수 없을 정도로 많은 도움이 필요해진다면 당신이 원하는 대로 해주면 좋겠어요. 이를 테면 우리 집에 간병인을 고용해서 집에서 간호를 받아도 좋고요. 당신은 어때요?"

안타깝게도 어떤 사람은 치매가 경증인데도 이런 일을 상의할 수 없는 경우가 있습니다. 만약 이 주제에 대해 그보다 앞서 얘기를 해본 적이 있다면 그때의 대화를 지침으로 삼아서 아내가 선호할 방식이 무엇인지 고려해 보기 바랍니다.

> Q61. 열 살 먹은 딸이 할아버지가 알츠하이머병으로
> 진단받은 후에 왜 딴 사람이 됐느냐고 몇 번 물어봤어요.
> 아이하고 할아버지의 병에 대해 얘기해 봐야 할까요?
> 아이가 이해할 수 있을지 걱정이에요.

A61. 저는 딸과 그 부분에 대해 얘기해 보아야 한다고 생각합니다. 그리고 딸의 반응을 지침으로 삼아서 얼마나 구체적으로 들어갈지 판단해 보세요. 적어도 아이의 눈에 비친 모습이 아파서 생기는 현상이라는 점은 설명해 주어야 합니다. 할아버지가 자기를 여전히 사랑하고 있고, 가족도 할아버지를 사랑하고 있음을 다짐해 주는 것이 좋습니다. 함께 즐기고 있는 활동 같은 것을 강조해 주세요. 만약 아이가 그 병에 대해 물어본다면 병의 이름은 말해 주는 것이 타당합니다. 알츠하이머병에 대해 아동과 십대들에게 설명해 주는 책들도 나와 있습니다. 아이가 혼자서 그 책을 읽어 보고 질문을 하고 싶을 수도 있고, 당신과 함께 읽기를 원할 수도 있습니다.

Q62. 78세 아버지가 3년 동안 치매 어머니를 돌보셨습니다. 아버지에게 지원모임에 나가 보라고 몇 번 제안했지만 아버지는 항상 자기는 그런 거 필요 없다고 합니다. 어떻게 얘기해야 아버지를 설득할 수 있을까요?

A62. 저는 지원모임이 아주 훌륭한 자원이라 믿습니다. 저는 치매 환자의 보호자를 만날 때마다 지원모임에 나가 보라고 권합니다. 지원모임은 지역에서 활용 가능한 자원을 알 수 있는 훌륭한 정보원이고 어려운 문제를 줄여 줄 잠재적 해결책이 되기도 합니다. 그리고 비슷한 어려운 상황에 직면한 사람들로부터 감정적인 지원도 얻을 수 있죠.

하지만 지원모임이 모든 사람에게 잘 맞는 것은 아닙니다. 어떤 보호자들은 스스로 잘하고 있어서 지원이나 추가적인 정보를 필요로 하지 않죠. 어떤 보호자들은 사생활을 중요하게 여겨서 지원집단에서의 경험을 탐탁지 않아 합니다. 아버지가 지금 잘하고 계시다면 굳이 지원모임에 참석하라고 설득할 필요는 없어 보입니다.

반면 아버지가 사기가 저하되고, 피곤하고, 화가 나 있고, 상황을 감당하지 못하는 듯한 모습을 보인다면 조심스럽게 이야기를 나누어 보고 아버지에게 도움을 줄 수 있는 자원이 많다는 것을 상기시키면 좋을 듯합니다. 그런 자원으로는 가족 구성원, 친구, 종교단체, 상담서비스, 지원모임 등이 있습니다.

감정적으로 힘들어 하는 것 같으면 부모님 두 분 다 염려된다고 말하고 아버지가 다른 데서 도움을 받으면 두 분 모두에게 좋을 것 같다고 얘기해 보세요. 아버지가 비용 때문에 걱정하는 눈치면 비용을 알아보세요. 대부분의 지원모임은 무료입니다. 지원모임에 대해 알아볼 겸 자기도 그 모임에 함께 참여해 보겠다고 말씀드릴 수도 있습니다. 만약 아버지가 더 힘들어하면서도 계속 도움받기를 거부한다면 임시간병 제도나 장기요양시설을 이용하는 것이 어떤지 물어볼 수도 있을 것입니다.

Q63. 어머니는 항상 유쾌한 분이었고, 몇 년 동안 아버지를 돌보는 일도 아주 잘해 왔습니다. 하지만 최근에는 슬프고 우울해 보입니다. 전화통화를 해도 말수가 줄어들었고, 손자도 별로 보고 싶어 하지 않고, 툭하면 우십니다. 우울증이 있는 것 같아 걱정된다고 말하면 어머니는 그냥 "치매 환자 간병하다 보면 다 그렇지 뭐."라면서 넘겨 버리세요. 어떻게 해야 할까요?

A63. 치매 환자를 돌보면 기분이 처질 위험이 두 배, 세 배로 늘어나는 것이 사실이지만 대다수의 보호자들은 절대 임상

적 우울증까지 발전하지 않습니다. 어머니가 평소의 모습과 달라진 것 같다는 것을 보면 아무래도 임상적 우울증을 겪고 계신 듯합니다. 활력이 떨어지고, 평소에 즐기던 활동도 피하고, 자주 운다는 것도 이런 점을 더 뒷받침하고 있습니다.

어머니에게 몇 가지를 얘기해 볼 것을 권합니다. 우선 평소와 달라졌다고 말하고, 치매 환자의 보호자가 모두 다 그런 것은 아니라고 말해 주세요. 그리고 어머니가 임상적 우울증 증상을 보인다고 말해 주세요. 그리고 혹시 모르니 그냥 검사만 받아 보자고 말하세요. 자기 생각이 틀렸다면 마음이 놓일 것 같다고 말이죠. 마지막으로 우울증이 치료에 잘 반응한다는 강력한 증거가 나와 있고, 연구에 따르면 보호자의 우울증이 개선되면 치매 환자의 기분과 행동도 함께 개선되는 것으로 나온다고 말해 주세요.

Q64. 지난달에 남편에게 두 번 크게 소리를 질렀습니다.
치매 걸린 사람한테 그러는 것은 잘못된 행동인 걸 알지만
워낙 갑자기 일어난 일이라 감정을 억제할 수가 없었어요.
남편을 때리는 일은 절대 없지만 그래도 죄책감이 듭니다.
이런 일 때문이라도 남편을 요양시설에 보내야 할까요?

A64. 만성질환 환자의 보호자에게서 죄책감과 좌절은 아주 흔히 경험하는 감정입니다. 특히 치매 환자의 보호자는 더욱 그렇습니다. 죄책감은 당신이 이 일을 버거워하고 있다는 신호일지 모르니까 간병인을 고용할 필요가 있는지, 잠시 휴식이 필요한지, 혹은 지원모임의 도움이 필요한지 스스로에게 물어보세요.

제가 추측하기로 당사자께서는 지원모임 활동을 하지 않거나, 하고 있더라도 남편에게 소리를 질렀던 일을 말하지 않았던 것 같군요. 그 얘기를 꺼내 보면 아마도 그 모임에 있는 사람 거의 모두가 똑같은 경험이 있었다는 것을 알게 될 것입니다. 그리고 당신처럼 모두가 그 일을 후회했을 거고요.

이성을 잃는 일이 잦다는 것은 보호자가 그 일을 버거워한다는 의미지만, 가끔씩 그러는 것은 워낙에 흔한 일이라 저는 정상적인 현상이라 봅니다. 친구와의 대화, 지원모임 참가, 혹은 상담 등 그런 좌절감을 배출할 통로를 찾으면 도움이 될 것입니다. 간병의 의무를 잠시 내려놓는 기회가 생긴다면 그것도 도움이 되겠죠. 그래도 문제가 계속된다면 상담사와 얘기해 보는 것이 좋겠습니다. 이런 조치들이 도움이 되지 않는다면 다른 대안을 생각해 보아야 할 것입니다.

"

Q65. 멀리 떨어져 있는 경우에는 간병 보호자를 어떻게 지원해 주어야 하나요?

"

A65. 가족들 중에서 알츠하이머병 진단을 받은 사랑하는 사람과 가까운 곳에 사는 사람은 절반 정도밖에 안 됩니다. 대부분의 경우 당사자와 함께 사는 배우자나 근처에 사는 가족이 간병의 책임을 대부분 짊어지게 되죠. 멀리 떨어져 있는 가족들이 이 점을 잘 명심해야 한다고 생각합니다. 먼 곳에서 사는 경우에는 문제가 정확히 무엇인지 파악하기 어려울 때가 많기 때문이죠.

먼 곳에 사는 사람들에게 중요한 첫 번째 단계는 가까이 살고 있는 사람이 긍정적인 것이든, 부정적인 것이든 일상의 문제들에 대해 제일 잘 알고 있다는 점을 인정하는 것입니다. 병이 있는 사람과 그 사람을 간병하는 사람 모두 지원이 필요하다는 것을 알아야 합니다. 정기적으로 전화를 걸어 확인해 보는 것이 좋습니다. 문자나 이메일보다는 전화 통화가 좋을 것 같습니다. 더 친밀함을 느낄 수 있고 직접 목소리를 들으면 글자로는 알 수 없는 부분을 감지할 수도 있으니까요. 정기적으로 확인할 때는 간병 보호자가 일을 잘하고 있는지 감시당하고 있다는 느낌을 받을 가능성이 있으므로 주의해야 합니다. 만약 그런 경우가 생기면 그 보호자에게 자기도 상황이 어떤지 계속 확인하고 도울 것은 돕고 싶어서 그런 것이지 일을 제대로 하는지 의심스러워 그런 것이 아님을 확인시켜 주어야 합니다. 만약 간병 보호자가 그 일을 감당하지 못해 더이상 필요한 일을 못하고 있다는 걱정이 들면 직접 그 사람을 찾아가서 상황을 평가해 볼 필요가 있습니다.

저는 사람들이 사실을 더 정확하게 알수록 필요한 조치도 정확하게 파악할 수 있다고 믿습니다. 간병 보호자에게 의사와 다른 전문가들을 만날 때마다 그 결과를 알려 달라고 하세요. 현장에 있는 간병 보호자들은 자기가 상황을 가장 잘 파악하고 있다고 믿습니다. 그럴 가능성이 크죠. 그들에게 관찰한 내용과 의견을 물어보세요.

상황이 어떻게 돌아가고 있는지 직접 확인하고, 필요한 것이 무엇인지 평가할 수 있도록 최대한 자주 방문하세요. 가능하다면 본인도 직접 간병에 참여하면서 1차 간병 보호자에게 쉴 시간을 주어야 합니다. 이런 방문이 간병 보호자에게 오히려 부담이 되어서는 안 됩니다.

간병 보호자에게 지역에서 가용한 기관이나 지원을 활용하도록 격려하세요. 당사자가 이것을 실패를 인정하라는 뜻으로 받아들이지 않도록 조심해야 합니다. 1차 간병 보호자가 추가적인 도움 활용을 망설인다면 그것을 알아차릴 수 있어야 합니다. 그럼 이런 도움을 받는 것이 환자나 간병 보호자 모두에게 최선이라는 사실을 설득할 기회가 열리기 때문입니다. 간병 보호자가 아무도 자기만큼 이 일을 잘할 수 없다고 믿고 있다면 그 안에 담긴 딜레마를 강조해 주십시오. 그 말이 맞지만, 추가적인 도움이 있다면 지금보다 더 잘할 수 있지 않겠느냐고 말이죠. 간병 보호자의 걱정을 덜어 주려면 이런 제안을 여러 번 반복할 필요도 있습니다.

"

Q66. 집에서 저를 도와줄 좋은 간병인을 어떻게 찾을 수 있나요?

"

A66. 간병인을 들이면 치매 환자를 요양시설에 보내지 않고 더 오래 집에서 돌볼 수 있습니다. 치매 환자나 보호자들 거의 모두가 원하는 거죠. 일부 보호자는 목욕시키기, 옷 입히기, 침대에 누워 있는 사람 옮기기 등의 일을 할 때 도움이 필요한 반면, 어떤 보호자는 식사 준비, 집안 청소, 간병으로부터의

휴식 등에서 도움이 필요합니다. 이런 것들 모두 간병인을 고용할 합당한 이유라 볼 수 있습니다. 물론 다른 이유도 많죠.

많은 기관에서 이런 도움을 제공하고 있습니다. 이런 도움을 받아 본 사람이 있으면 물어보세요. 그 사람이 자기가 도움을 받았던 기관이나 특정 인물을 추천해 주거나, 아니면 그런 기관을 소개해 줄 수 있는 다른 사람을 알려 줄 수도 있습니다. 사회복지사가 치매 환자들의 필요를 전문적으로 담당하는 단체를 알고 있을 수도 있습니다.

만약 고용한 사람이 마음에 들지 않으면 해당 기관에 알려야 합니다. 마음에 안 드는 부분이 무엇인지 직접 얘기하고 더 적합한 사람을 찾아줄 수 있는지 요청하세요. 만약 간병인을 직접 고용했는데 서비스가 마음에 들지 않으면 계약을 종료하고 더 적절한 사람을 구할 수도 있습니다. 하지만 대체 인력을 찾는 데는 시간이 걸릴 수 있다는 점을 고려하세요.

집에서 도와줄 간병인을 찾고 있다면 앞서서 이런 서비스를 받아 본 사람에게 물어보자. 그 사람이 특정 간병인이나 기관을 추천해 줄 수도 있다.

**Q67. 아버지가 다음주에 고관절 대체술을 받으러 병원에
입원하기로 예약이 잡혀 있어요. 아버지가 치매가 있는데
제가 특별히 주의해야 할 부분이 있을까요?**

A67. 치매가 있으면 마취, 수술, 수술 후 관리의 합병증으로 섬망의 발생 위험이 올라갑니다. 섬망의 특징은 인지기능의 갑작스러운 악화, 그리고 각성도 수준의 변화(졸음을 느끼거나 반대로 과각성 상태에 들어감)입니다. 섬망이 일어나면 입원 기간이 길어지고 회복과 재활에 문제를 일으키고, 치료비용이 올라가고, 다음 해에 사망 위험이 커집니다.

다음의 조치를 취하면 섬망을 예방할 수 있습니다.

- 환자에게 지금 어디에 있는지, 그곳에 왜 있는지를 자주 상기시켜 준다("어제 고관절 대체수술을 받았고, 2, 3일 정도 병원에 입원할 예정입니다").
- 의료진이 탈수 여부 등 환자의 체액 상태를 꼼꼼히 살핀다.
- 투약을 꼼꼼히 살펴서 최대한 낮은 용량으로 유지한다.
- 조명을 낮에는 적절하게 유지하고, 밤에는 최소로 한다.
- 불필요한 잡음을 없앤다.
- 의학적으로 안전한 범위 안에서 최대한 빨리, 최대한 많이 걷게 한다.

• 물리치료와 작업치료를 최대한 빨리 시작한다.

저는 가족이나 고용 간병인이 하루 24시간 아버지 곁을 지키는 것을 추천합니다. 그 사람이 아버지가 불과 몇 분 전에 해준 얘기도 기억하지 못할 수 있다는 점을 염두에 두면서 아버지가 지금 어디 있고, 왜 그곳에 있는지 필요할 때마다 자주 상기시켜 주어야 합니다. 이 사람은 아버지의 질문에 대답해 줄 수도 있고, 아버지가 깨어 있는 동안 계속해서 자극을 줄 수도 있고, 문제가 생겼을 경우 의료진을 호출할 수도 있습니다.

"
**Q68. 몇 년 전에 알츠하이머병으로 진단을 받은 어머니가
저더러 자기 돈을 훔쳐 간다고 타박을 해요.
어머니는 저와 함께 살고 있고, 제가 간병을 해 왔습니다.
알츠하이머병 때문인 것은 알지만,
그래도 그런 말을 들으면 속이 많이 상해요.**
"

A68. 흔히 볼 수 있는 고통스러운 상황입니다. 본인은 그것이 사실이 아닌 걸 알지만 다른 사람들은 그런 얘기를 들으면 오해할 수 있죠. 그런 경우라면 그것이 알츠하이머병의 증상으로 나온 말임을 조심스럽게 알려 주세요.

만약 어머니가 다른 사람을 비난한다면 그런 비난이 사실인지 최선을 다해 알아보아야 합니다. 안타까운 일이지만 아파서 타인에게 의존해야 하는 사람을 이용하려는 사람들이 실제로 있으니까요.

이렇게 비난을 하는 환자가 사실은 지갑을 잃어버리고서 누군가 훔쳐 갔다고 생각하는 수도 있습니다. 만약 그런 경우라면 같이 지갑을 찾아보자고 하세요. 그리고 도움이 된다면 어머니 방에 추가로 지갑을 하나 두세요. 어떤 사람은 언제든 지갑에 지폐 몇 장은 들어 있어야 안심한답니다. 만약 어머니가 평소 수중에 돈이 좀 있어야 안심한다면 돈이 든 지갑을 보여주면서 이렇게 말해 주세요. "지갑을 못 찾아서 정말 불안했죠? 이해해요."

주의를 딴 데로 돌려서 안심시키는 방법도 종종 효과를 봅니다. 어머니에게 지갑은 내가 찾아볼 테니까 지금은 간단한 집안일 좀 도와달라고 부탁하거나, 아침에 있었던 일을 말해 달라고 말하면 그 일에 정신을 집중하느라 자기가 비난했던 일은 잊어버릴 수도 있습니다. 적어도 당분간은 말이죠.

가능한 한 항정신성 약물은 절대 피해야 합니다(Q51 참조). 당사자나 다른 사람이 해를 입을 위험이 크지 않는 한, 의심하고 비난하는 것을 약물로 치료하려 들어서는 안 됩니다.

"

Q69. 오빠가 알츠하이머병으로 진단을 받았는데 지금은 단어나 이름을 기억하는 걸 무척 어려워해요. 옆에서 단어를 거들어야 할까요? 아니면 자기가 말하고 싶은 단어를 직접 찾아내도록 하는 게 나을까요?

"

A69. 건강한 상태에서 몸을 단련할 때는 일반적으로 운동을 열심히 할수록 그에 따르는 이득도 많습니다. 하지만 부상을 당해서 정상적인 활동이 불가능한 경우에는 제대로 기능하고 활동에 능동적으로 참여할 수 있도록 필요한 도움을 제공해 주는 것이 더 큰 이득이 됩니다. 예를 들어 뇌졸중을 당해서 몸 한쪽의 힘이 아주 약해졌을 때는 지팡이나 목발 같이 일어서서 걷는 데 도움을 주는 기구를 제공하고, 약해진 근육을 강화하는 재활 프로그램도 도움이 됩니다.

치매나 인지장애를 일으키는 질병이 있는 사람을 도울 때도 같은 원리가 적용됩니다. 단어가 잘 생각나지 않는 치매 환자들은 말하고 싶은 단어가 떠오르지 않아 좌절할 때가 많습니다. 이런 좌절감이 자기가 찾는 단어를 떠올리기 더 힘들게 만들죠. 이런 것을 보며 저는 치매로 인한 언어장애가 있는 사람들은(Q8 참조) 대부분 찾고 있는 단어를 옆에서 거들어 주었을 때 대화를 더 잘한다고 결론 내렸습니다. 이렇게 도와주면 이들도 대화를 이어갈 수 있습니다. 대화를 이어가는 것이 이들의 목표죠. 오빠가 하려는 말이 무엇인지 확신이 들지 않는다면 몇 가지 단어를 제시하면서 골라 보라고 할 수도 있습니다.

때로는 옆에서 자기가 하고 싶은 말을 대신 찾아주려고 끼어들면 오히려 더 화를 내거나 낙담하는 사람도 있습니다. 이런 일이 반복되면 끼어들기를 멈추어야 합니다. 어떻게 해주는 것이 좋겠느냐고 물어볼 수도 있겠지만 환자들은 이런 질문을 이해하거나, 자신의 바람을 표현하지 못할 때가 많습니다.

알츠하이머병이나 이마관자엽치매로 인한 언어장애가 있는 사람들 중에는 자신의 장애를 인식하지 못하거나, 자기가 전달하고 싶은 바를 명확히 표현할 단어를 찾지 못하는 사람이 있습니다. 이런 종류의 실어증이 있는 사람은 스스로 소통에 문제가 있음을 인식하지 못하는 경우가 있습니다.

언어장애가 있는 사람 중에는 비언어적 단서를 이해할 수 있는 사람이 있습니다. 즉 시각적 정보나, 촉각 정보를 통해 소통할 수 있다는 것이죠. 예를 들어 누군가에게 식탁으로 가자고 할 때, 말로 요청하기보다는 자기가 몸소 그쪽으로 움직이면 환자가 그 의도를 더 잘 이해할 수도 있습니다. 팔꿈치를 잡고 식탁 쪽으로 살짝 당겨 주면 언어를 사용하지 않고도 똑같은 정보를 전달할 수 있습니다.

"
Q70. 아내가 약 복용을 거부할 때 어떻게 해야 하나요?
"

A70. 아내가 잠재적으로 득이 되는 필수적인 약만 복용하고 있는지 확인하는 것이 중요합니다(우리 모두에게 해당되는 이야기입니다). 불필요한 약을 빼서 양을 줄이고, 하루 복용 횟수를 최소로 줄이고, 약 한 알에 들어가는 약의 양을 극대화하면 이런 문제를 해결하는 데 도움이 됩니다.

아내에게 약을 복용하고 싶지 않은 이유가 있는지 물어보세요. 맛이 나빠서 그런지, 만약 알약 형태로 복용 중이라면 삼킬 때 아파서 그런지, 아니면 약을 먹어도 소용없을 거라는 절망감 때문에 그런지 물어보기 바랍니다. 만약 그 이유를 아내가 직접 표현할 수 있다면 상황을 개선할 방법이 있는지도 알아보세요.

약 중에는 작용 기간이 길어서 복용 횟수를 줄이고도 같은 효과를 볼 수 있는 것이 있습니다. 알약이 아닌 액상의 약물을 더 선호하는지도 확인해 보십시오. 패치 형태로도 투약이 가능한지 알아보고, 가능하다면 아내에게 패치 약물이 더 나을지 물어보세요. 15분에서 20분이 걸리더라도 알약을 한 번에 여러 개 복용하는 것을 더 편하게 여기는지도 판단해 보기 바랍니다.

사람에 따라서는 하루 중 특정 시간에 진료를 더 잘 받는 경우가 있습니다. 만약 그런 사람이 약 복용을 거부한다면 담당 의료인에게 그 약을 협조를 잘하는 시간에 투약해도 괜찮은지 물어보십시오. 어쩌다 한 번쯤은 투약을 1회 건너뛰어도 안전한 약이 있지만 그런 경우는 흔치 않습니다. 의사나 간호사에게 투약을 걸렀을 경우 어떻게 해야 하는지 물어보세요.

약 투여를 거부하는 사람이 투약에 따른 득과 실을 따져서 스스로 선택을 할 능력이 있는지 알아내는 것이 중요합니다. 이런 판단은 환자의 능력에 대한 전문가의 평가에 따라 달라집니다. 의료 위임장을 작성해 놓아야 할 한 가지 이유는 위임장을 통해 지정된 사람이 그런 판단능력을 상실한 사람을 대신해서 판단을 내려 줄 수 있기 때문입니다. 치매가 있는 사람이 투약, 의학 검사, 치료 등을 거부한다는 이유만으로 그들이 이런 판단을 내릴 능력이 결여되었다고 할 수는 없습니다. 만약 당사자가 그런 능력을 갖고 있어서 득실을 따질 수 있다면 그런 바람을 존중해 주어야 합니다.

당사자가 투약을 거부할 경우에 알약을 갈아서 식품에 몰래 넣거나 음료에 타서 먹이는 것에 대해서는 사람마다 의견이 다릅니다. 저는 만약 환자가 의학적 판단을 내릴 능력을 상실하였고, 그 대리인이 이런 방법에 동의한다면 그렇게 하는 것이 적절하다고 믿습니다. 이런 방법이 선택의 자유를 무시하는 것임은 인정하지만 의학적 판단을 내릴 능력이 없는 것으로 판단받은 사람은 합리적인 선택을 내리기가 불가능합니다.

"

Q71. 남편이 집을 나가 길을 잃지 않을까 걱정됩니다.

저는 남편이 안전하기를 바라지만

최대한 독립성을 유지했으면 하는 마음도 있습니다.

남편을 안전하게 지킬 수 있는 기술이 없을까요?

"

A71. 이름, 비상연락을 위한 전화번호, 진단명 등이 적힌 팔찌를 차는 구식 기술도 고려해 볼 만한 가치가 있습니다. 만약 남편이 항상 지갑을 가지고 다닌다면 지갑의 한 곳이나 몇몇 곳에 비상연락 정보가 든 카드를 넣어 두세요.

휴대폰에는 당사자를 더 안전하게 해줄 기능이 들어 있습니다. 폰에는 폰이 잠겨 있는 상황에서도 접근이 가능한 건강 앱이나 비상연락 설정이 있는 경우가 많습니다. 당신의 전화번호와 비상연락이 가능한 다른 번호를 '즐겨찾기'에 등록해서 누군가가 연락할 수 있게 해놓으세요. 그리고 연락처 목록에 '아내', '아들', '딸', '친구' 등의 이름으로 전화번호를 저장해서 비상 상황에서 누구한테 연락해야 할지 알아볼 수 있게 해주세요.

남편이 기억력이 나빠지고 있어도 휴대폰 사용법은 기억할 수 있습니다. 최대한 간단하게 당신에게 전화 걸 수 있게 설정해서 연습을 시켜 두기 바랍니다. 알츠하이머병이 있는 사람은 최근의 사건을 기억하는 데는 문제가 있어도 새로운 과제를 학습하는 능력은 오랜 기간 유지하고 있습니다. 따라서 남편이 그 전에 휴대폰을 사용하지 않았다고 해도 새로 사용법을 배우거나, 기존에 갖고 있던 폰으로 당신에게 연락을 취하는 새로운 방법을 배우는 것이 불가능하지 않습니다(Q37 참조).

남편에게 틈날 때마다 전화를 해서 당신의 이름과 전화번호를 '최근 통화기록'에 남겨 놓으세요. 낯선 사람이 비상연락할 곳을 찾을 때는 그곳을 먼저 확인하는 경우가 많습니다. 당신의 연락처를 '아내'와 '비상연락처'로 이름 붙여 놓았다면 최근 통화기록에 그 이름이 올라와 있게 될 것입니다.

남편의 위치를 추적할 수 있는 앱도 나와 있습니다. 이런 앱은 휴대폰 제조사와 사용자의 선택에 따라 다양합니다. 건강 앱에는 비상연락 버튼이 들어 있습니다. 위치 추적용 칩을 환자가 항상 입거나 가지고 다니는 지갑 같은 것에 넣어 둘 수도 있습니다.

"

Q72. 남편이 집안에서 많이 서성거립니다.
이게 나쁜 건가요? 아니면 운동이 되는 건가요?

"

A72. '거닐다', '서성거리다' 같은 단어는 정확한 뜻을 정의하기가 쉽지 않습니다. 치매가 있는 사람들 중에는 분명한 목적 없이 집안이나 시설 내부를 걸어 다니는 사람이 많지만, 이

것이 문제인지, 그리고 문제라면 왜 문제인지 의문을 품어 봐야 합니다.

'방랑자'나 '정처 없이 거니는 사람'에 대해 쓴 책이나 노래 가사를 보면 이런 행동을 낭만적이고 긍정적으로 바라보는 경우가 많습니다. 나는 이것이 의미하는 바는 어떤 사람은 다른 사람보다 걷겠다는 선택을 더 자주 하고, 이것이 꼭 부정적인 것은 아니라는 정도로 받아들이고 있습니다.

혼자 돌아다니는 치매 환자들은 지겨워서, 혹은 길을 잃은 기분이 들어서, 혹은 낯선 장소가 불편해서 그러는 것일지도 모릅니다. 혹은 낯익은 물건이나 사람을 찾아다니고 있거나, 그냥 운동 삼아 걷고 있는 것일지도 모릅니다.

그런 사람들이 살면서 즐겨 했고, 지금도 즐길 수 있는 활동이 무엇인지 안다면 가만히 앉아서 즐길 수 있는 행동을 찾을 수도 있을 것입니다. 그런 사람들의 관심을 끌 만한 활동을 찾으려면 시행착오의 과정을 거쳐야 할 수도 있겠죠. 경우에 따라서는 한 활동에 몇 분 정도만 참여하게 했다가, 견디지 못하면 일어서서 돌아다니게 놔두었다가, 다시 몇 분 후에는 그 활동으로 다시 돌아오도록 부추겨 주어야 할 경우도 있을 것입니다.

남편이 걷기를 즐기면서 환경을 탐색하고 있을 가능성도 꽤 높습니다. 위험한 요소도 없고, 다른 거주자들의 삶의 질에 부정적인 영향을 미칠 염려도 없는 시설에 있는 사람이라면 괜히

참견하지 말고 걷거나, 돌아다니도록 놔두는 것이 좋을 때가 많습니다. 환자가 계속해서 돌아다니게 놔두는 것을 보고 화를 내는 가족들도 가끔 있습니다. 가족들에게 이 문제에 대해 교육하면 환자를 돌아다니게 놔두는 것이 꼭 문제가 있는 것은 아님을 이해시킬 수 있습니다.

하지만 돌아다니게 놔두는 것이 본인이나 타인을 위험에 노출시킬 때가 있습니다. 예를 들면 날씨가 좋지 않은 날에 밖에서 걷거나, 집이나 시설을 나갔다가 돌아오는 길을 찾지 못하거나, 자동차에 치이거나, 폭행을 당하거나, 타인에게 이용당할 수 있는 장소에서 걷는 경우 등입니다.

아주 소수에 해당하지만 '강박적 걷기'를 하는 사람도 있습니다. 이런 사람들은 깨어 있는 동안에는 쉬지 않고 걷고, 먹을 때조차 쉬지 않고, 절대 가만히 있지 못합니다. 다른 활동에 참여시키려고 해도 헛수고입니다. 이런 사람들은 사랑하는 이나 다른 방문객이 찾아와도 함께 가만히 앉아 있지 못할 때가 많습니다. 나는 이런 드문 현상이 뇌에서 생기는 증상일 가능성이 높다고 생각합니다. 강박적 걷기를 치료할 방법은 없는 것으로 압니다. 따라서 다른 사람을 위험에 빠뜨리지 않는 한 (예를 들면 걷다가 다른 노약자와 부딪치는 경우 등) 이 부분은 주변 사람들이 견디는 수밖에 없습니다. 돌아다니다가 낙상으로 다칠 위험이 있다손 치더라도 못 움직이게 구속했을 때 해를 입을 위험이 더 큰 경우가 많습니다.

항정신성 약물은 걷기 증상을 야기할 수 있기 때문에 가능하면 어떻게든 끊어야 합니다.

"

Q73. 아버지가 알츠하이머병으로 저를 알아보지 못하세요. 제가 큰딸이라고 하면 화를 내면서 거짓말을 한다고 해요. 아버지는 저희하고 이제 2년째 살고 있는데 이런 증상이 근래 들어 시작됐어요. 아버지는 자기가 어느 도시에서 자랐고, 어느 대학에 다녔는지도 아직 기억하는데 어떻게 저를 기억 못할 수가 있죠?

"

A73. '실인증(agnosia)'은 시력이 온전한데도 불구하고 익숙한 대상을 알아보지 못하는 증상을 말하는 단어입니다. 실인증은 보통 알츠하이머병 2단계(Q8 참조)에서, 그리고 오른쪽 마루엽에(Q18의 그림 참조) 뇌졸중을 앓은 사람에서 발생하는 증상 중 하나입니다. 아버지가 자신이 자란 곳을 알고 있다면 이것은 기억력 문제가 아닙니다. 아마도 아버지는 자식들의 이름도 모두 말할 수 있을 겁니다. 이것은 아버지가 자기에게 자식이 있고, 그 자식들이 누구인지 잊지 않고 있다는 것을 말해 주죠.

어떤 사람은 포크나 자기 집 같은 익숙한 대상을 알아보지 못합니다. 그곳에서 여러 해를 살았는데도 말입니다. 그런가

하면 시야에 여러 가지 대상이 존재하는 경우에도 한 번에 한 가지 대상밖에 볼 수 없는 사람도 있습니다. 예를 들면 식탁 위에 올라온 몇 가지 음식 중에 한 가지만 볼 수 있는 거죠. 실인증은 망각과 구분이 가능합니다. 실인증이 있는 사람은 얼굴을 알아보지 못해도 그 사람이 어떤 사람인지 말할 수 있고, 자기 집이 어떻게 생겼는지 구체적으로 설명할 수 있으며, 서로 다른 음식들의 생김새도 말할 수 있습니다.

아버지에게 진실을 설득하려고 노력을 해도 더 불편하게 만들 뿐입니다. 이런 정보로도 당신을 알아보지 못하는 아버지의 장애를 고칠 수는 없으니까요. 이런 증상이 있는 사람들은 구체적으로 알아보지는 못해도 사랑하는 사람들과 함께 있으면 편안해 하는 경우가 많습니다. 아버지가 당신의 얼굴은 못 알아봐도 목소리는 알아들을지도 모릅니다.

실인증은 환자를 돌보는 사람의 입장에서는 특히나 마음이 상할 수 있습니다. 이런 마음의 상처를 그 상황을 이해해 줄 만한 다른 사람들과 만나 대화를 주고받다 보면 아픔이 조금은 누그러질 수 있을 겁니다. 이런 증상이 있다고 해도 당신에 대한 아버지의 사랑이 사라진 것은 아님을 염두에 두면 마음의 상처를 완전히 없애지는 못해도 조금은 위로가 되어 줄 것입니다.

Q74. 실금인지, 화장실이 어디인지 못 알아보는 것인지
어떻게 구분할 수 있나요?

A74. 실금이라는 표현은 소변이나 대변을 자발적으로 통제하는 능력이 결여되어 있다는 의미로 사용한 거라 생각합니다. 실금이 생긴 사람은 의사에게 이것이 감염이나 다른 치료 가능한 문제로 인해 야기된 것이 아닌지 평가를 받아 보아야 합니다. 만약 평가를 통해 치료 가능한 원인을 발견할 수 없으면 실금과 관련된 문제들을 피할 수 있는지 여부에 초점을 맞추어야 합니다.

당신의 질문만 봐도 성인이 화장실을 제대로 사용하지 못하는 데는 여러 가지 이유가 있다는 것을 알 수 있습니다. 실금의 이유는 다양합니다. 변기를 찾지 못해서, 혹은 변기를 시각적으로 인식하지 못해서, 혹은 변기를 등지고 있으면(변기에 앉을 때의 일반적 자세에서) 변기의 위치를 시각적으로 파악할 수 없다 보니 변기에 앉을 수가 없어서, 혹은 대변과 소변을 자발적으로 통제하는 뇌 영역이 뇌 질환으로 파괴되어서 생기기도 합니다.

변기를 정확하게 지각하지 못하는 현상(이런 사람은 자기가 보고 있는 것이 무엇인지 알지 못하기 때문에 그것을 변기로 인식하지도 못합니다)과 변기를 등지고 있을 때는 변기에 앉지 못하는 현상은 알츠하이머병 중간 단계에서 발생하는 지각 문제로 설명할 수 있습니다. 이런 사람들은 변기가 눈에 보이지 않을 때는 머릿속에서 변기를 연상할 수 없습니다. 그래서 몸을 낮추어 자기 눈에 보이지 않는 것 위에 걸터 앉을 수가 없는 것입니다. 이것은 낯익은 대상을 알아보지 못하거나, 직접 눈에 들어오지 않는 물체의 공간적 위치를 파악하지 못하는 실인증의 사례들입니다(Q8과 Q73 참조).

집에서든, 시설에서든 화장실이 어디 있는지 알지 못해서 실금이 생길 수도 있습니다. 흥미롭게도 알츠하이머병이 있는 사람 중에는 새로운 집이나 시설로 들어가고 몇 주 후에 화장실의 위치를 배우는 사람이 많습니다.

특히나 남성들은 화분이나 식물 위에 소변을 볼 수 있습니다. 이것은 그 사람이 여전히 자발적 통제력을 가지고는 있으나 화장실이 어디 있는지 모르거나, 변기를 알아보지 못하거나, 변기의 사용법을 알지 못한다는 것을 암시합니다.

중증 치매로 발전한 사람들은 대부분 소변과 대변을 자발적으로 시작하고 멈추는 능력을 상실합니다.

원인이 무엇이든 간에 소변과 대변을 보는 일에 문제가 생긴 사람이라도 일정에 맞추어 화장실에 갈 수 있게 해주면 문제를 피할 수 있습니다. 즉 2시간마다 화장실에 가게 해주는 것입니다. 화장실 일정을 세우는 것이 도움이 되는지 판단하려면 일정을 최대한 엄격하게 따라 보아야 합니다. '2시간마다',

혹은 '3시간마다'라고 하면 정확히 2시간과 3시간을 의미합니다. 현실적으로는 가끔 이런 일정을 완벽히 맞추기가 불가능할 수도 있겠지만 최대한 맞추려고 노력해야 합니다.

치매와 실금이 함께 있는 사람 중에서는 일정에 맞추어 화장실 가는 것을 탐탁치 않게 여기거나, 민망하게 생각하거나, 아이 취급을 받는 것 같다고 불평합니다. 화장실에 가자고 제안할 때 표현에 조심하면 성공 가능성을 높일 수 있습니다. 제안이 자연스러울수록 당사자가 이것을 모욕으로 느끼지 않을 가능성도 커집니다. 예를 들면 이런 식으로 말하면 좋겠죠. "슈퍼마켓에 가려고 하는데 집 나서기 전에 화장실 다녀오는 게 낫지 않겠어요? 슈퍼마켓에서는 화장실까지 걸어가려면 너무 멀잖아요."

> 실금이 있는 사람에게 2시간마다 화장실에 가도록 독려하면 낮 동안 실례를 하지 않고 보내는 데 도움이 된다.

Q75. 어떻게 하면 남편이 잠을 더 편하게 잘 수 있을까요?

한밤중에 남편이 겁에 질리는 걸 막을 방법은 없나요?

의사가 수면제를 처방해 줬지만 효과가 없어요.

A75. 치매에서는 수면장애가 흔합니다. 다른 문제와 마찬가지로 여기서도 몇 가지 질문을 던져 보는 것이 중요합니다.

1. 이것이 누구에게 문제가 됩니까? 치매에 걸린 사람인가요, 아니면 간병 보호자인가요, 아니면 다른 사람에게 문제가 됩니까?

2. 만약 이 문제가 치매 환자에게 고통을 야기하거나 그 사람을 위험에 빠뜨린다면 해결을 고민해야 할 부분입니다. 만약 이것이 치매 환자가 아니라 간병 보호자에게 문제가 되고 있다면 보호자가 치매 환자의 수면 일정에 맞출 수 있을지 생각해 보는 것이 합당합니다. 만약 이 문제가 당신으로 하여금 남편에 대한 간병을 지속할 수 없게 만들고 있다면 해결책을 찾아야 할 것입니다.

3. 남편의 수면장애를 일으키는 잠재적 원인은 무엇입니까? 치매에 대해 잘 아는 전문가와 논의해 보면 이 문제가 다음에 나오는 내용과 관련이 있는지 확인하는 데 도움이 될 것입니다.

- 약물이나 자극성 물질. 저녁이나 잠잘 시간에 이뇨제를 복용하는 경우 밤에 오줌이 마려워서 깨기 때문에 수면을 방해할 수 있습니다. 저녁 식사 중이나 그 후에 카페인이 함유된 음료나 음식을 먹을 경우도 잠들기 어려울 수 있습니다. 수면을 촉진하기 위해 복용하는 일부 약은 사람을 진정시켜 주지만 꿈을 꾸는 렘(REM) 수면을 억누르기 때문에 한밤중에 깰 수 있습니다. 알코올도 이런 효과가 있고, 또 이뇨제로도 작용합니다. 항우울제와 알츠하이머 약은 생생한 꿈을 꾸게 만들어 잠에서 깨게 할 수 있습니다. 처방받은 약이 원인으로 의심될 경우는 그 약을 처방한 사람한테 약 복용을 멈춰도 되는지, 혹은 용량을 낮추거나, 복용 시간을 달리 할 수 있는지 물어보세요. 처방받은 약이 아닌 경우에는 스스로의 판단으로 이런 변화를 시도해 볼 수 있습니다. 남편이 상황을 이해할 수 있는 경우라면 당신이 그런 판단을 내리는 이유를 남편과 대화해 보세요.
- 만성심부전 같은 질병은 누우면 숨이 가빠지기 때문에 잠을 방해할 수 있습니다. 폐쇄성 수면 무호흡증은 한밤중에 잠들었을 때 자주 깨기 때문에 낮에 졸릴 수 있습니다. 코골이도 폐쇄성 수면 무호흡증의 한 증상입니다. 잠들었을 때 한동안 코를 골다가 호흡이 일시적으로 멈추는 증상도 나타납니다.

- 관절염 같이 통증을 일으키는 질병 때문에 잠들기 어렵 거나, 잠을 유지하기 어렵거나, 새벽 일찍 잠에서 깰 수 있습니다.
- 낮 시간 동안의 활동 부족이 수면장애를 유발하기도 합 니다. 낮에 신체활동에 참여하면 밤에 잠을 더 잘 잘 수 있습니다. 하지만 모든 사람이 활동 참여를 좋아하 지는 않죠. 치매 환자가 예전에 좋아했고, 현재도 참여 할 수 있는 활동이 무엇인지 판단하는 것이 중요합니 다. 이런 기준을 충족하는 활동이라면 많은 사람이 참 여할 것입니다. 하지만 항상 그런 것은 아닙니다. 당사 자의 바람을 존중하되, 활동을 거부한다면 그것을 버 거워하고 있음을 말해 주는 신호일 수 있습니다.
- 불안이 잠들기 어렵게 만들 수 있습니다. 우울증이 있 으면 정상적으로 잠들기도 어렵지만 한밤중에 깨거나, 새벽 일찍 눈을 뜨고 다시 잠들지 못할 때도 많습니다 (Q48 참조).
- '렘수면 행동장애'는 루이체치매와 관련이 있습니다 (Q16 참조). 생생한 꿈을 꾸는 것이 특징이며, 이 꿈속 에서 당사자는 신체적으로 불안해지거나, 꿈속의 가해 자를 향해 주먹을 휘두르고 발길질을 하기 때문에 타 인의 눈에는 잠에서 깨어 겁을 먹고 있는 것처럼 보입 니다.

- 알츠하이머병은 수면을 조절하는 뇌 영역인 시교차상핵(suprachiasmatic nucleus)의 세포들을 죽게 만들 수 있습니다. 제 경험으로 볼 때 이 뇌 영역의 손상과 관련된 수면장애를 겪는 환자들은 수면/각성 주기에 극적인 장애가 발생합니다. 이런 사람은 몇 시간 자다가, 또 몇 시간 깨었다가, 또 잠들었다가, 또 깨었다가, 이런 과정을 되풀이합니다. 이런 현상이 하루 중 상당 시간 동안 계속 이어질 때가 많습니다.
- 깨어나서 자기가 낯선 장소에 있다는 느낌을 받는 경우에도 다시 잠들기 어려울 수 있습니다.

다음은 바로 위에 언급한 것에 대해 추가적으로 시도해 볼 일반적인 조치들입니다.

1. 겁에 질린 상태로 깨는 사람은 악몽을 꾸었거나 자기가 낯선 장소에 있다는 느낌 때문일 수 있습니다. 이런 경우 차분하면서도 자신감 넘치는 태도로 안심시켜 주기만 해도("악몽을 꾼 거예요. 지금 우리 집에 있고, 아무런 문제도 없어요") 기분이 풀려서 다시 잠을 잘 수도 있습니다. 어떤 사람은 안아 주거나, 쓰다듬어 주거나, 손을 잡아 주면 더 안심합니다.
2. 잠재적인 의학적 장애가 감지될 경우에는 주치의와 상담

해 보십시오.

3. 복용하는 약이 수면장애를 일으킬 가능성이 있을 때는 약을 처방한 사람과 논의해서 다른 선택이 가능한지 물어 보십시오.

4. 렘수면 행동장애가 있는 사람은 다른 사람과 함께 자지 않고 큰 침대에서 혼자 자는 것이 가장 안전합니다.

5. 일부 연구에서는 아침이나 낮에 밝은 빛에 노출시켜 주면 야간 수면이 향상되는 것으로 나왔습니다. 낮에 밝은 빛에 노출되는 것이 수면을 향상시키는 데 효과적이라고 확답을 드릴 수는 없지만 치매 환자가 고통스러워 하지만 않는다면 시도해서 나쁠 것은 없습니다.

6. 시설에 들어가 있고, 낮 시간의 활동 프로그램이 도움이 되지 않는다면 그냥 밤에는 깨어 있게 하고 졸릴 때 자게 두는 것이 제일 좋습니다. 만약 집에서 간호받고 있는 상황이고, 이런 문제 때문에 간병 보호자가 낮에 제대로 기능하기 어려워지거나, 간병 보호자의 안녕에 부정적인 영향을 받을 때는 신중하게 약물치료를 시도해 보는 것이 타당합니다.

7. 치매 환자의 수면장애 치료제로 FDA의 승인을 받은 약은 없고, 어떤 약물이 치매 환자의 수면 개선에 효과가 있는지 설득력 있게 보여 주는 연구도 없습니다. 하지만 위의 모든 항목을 고려하여 개입을 시도해 보았지만 효과가

없어서 문제가 지속된다면, 그리고 치매 환자가 밤에 잠을 못 이루는 것이 환자를 돌보는 가족의 안녕에 부담이 된다면 약물치료를 고려해 볼 수 있습니다. 일반적으로 로라제팜, 디아제팜, 클로나제팜 등의 벤조디아제핀 계열 수면제들은 수면에 도움이 되지만, 또 그만큼 수면, 기억력, 행동 등에서 역설적 악화를 야기할 가능성이 있고 낙상의 위험도 높아지기 때문에 가능한 한 피하는 것이 좋다고 생각합니다. 항정신성 약물은 치매 환자의 사망 위험을 높이기 때문에 사용이 불가피한 다른 증상이 있지 않는 한 수면제로 사용해서는 안 된다고 봅니다. 일부 의사는 이미다조피리딘(졸피뎀, 자레프론, 에스조피클론 등), 멜라토닌, 항우울성의 트라조돈을 처방하기도 하지만 이런 약들은 효과가 입증되지 않았습니다. 적당한 용량으로 짧게 시험해 보아서 효과가 없으면 복용을 중단해야 합니다. 이런 약들이 치매 환자에게 이롭다는 것 역시 아직 입증된 바 없습니다.

Q76. 알츠하이머병으로 진단받은 남편이

자꾸 술을 마시고 싶어 하는데 어떻게 해야 하나요?

집에 술이 없으면 자기가 나가서 사오겠노라고 윽박지릅니다.

치매에 걸렸다는 생각을 잊고 싶어서 술을 마시는 것일까요?

아니면 술을 얼마나 마셨는지 기억을 못해서일까요?

의사 선생님은 기분 전환을 위해 하루에 두 잔 정도는

괜찮다고 하지만 남편의 몸이 더 망가질까 걱정됩니다.

술이 치매를 악화시킬 수 있나요?

"

A76. 뇌에 손상을 입으면 거의 모든 약물에 더 취약해집니다. 기분을 바꾸려고 복용하는 향정신성 약물인 경우에는 특히 그렇습니다. 듣자 하니 남편이 오랫동안 음주를 즐겼던 것 같습니다. 몇몇 사람은 치매의 결과로 과음을 시작하는데 그런 경우라면 문제가 달라집니다.

의사 선생님과 의논해 보았다고 하니 남편이 현재의 음주로 인해 건강에 문제가 생기지는 않은 것 같습니다. 만약 문제가 있다면 일단 음주량을 줄여 나가는 것이 최우선입니다.

현재 남편이 술을 마시는 것 때문에 문제가 발생하고 있나요? 더 적대적, 공격적으로 변하거나 자주 웁니까? 낙상의 위험이 커졌습니까? 만약 이런 문제가 발생하고 있다면 이번에도 역시 음주량을 줄이도록 돕는 것이 우선입니다.

만약 현재로서는 특별한 문제가 없고 음주가 남편의 즐거움 중 하나라면 저도 의사 선생님의 의견에 동의합니다. 하지만 치매가 전진되다 보면 남편이 과거처럼 음주를 자제할 수 없게 될 가능성이 농후합니다. 그럼 술이 집 안에 유입되는 방식과 일단 집에 들어온 술이 소비되는 방식을 모두 통제할 필요가 있게 됩니다.

남편이 술을 구입하는 가게에 연락해서 남편한테는 술을 팔지 않기로 합의를 볼 수도 있습니다. 만약 남편의 음주량을 당신이 조절할 수 있다면 잔 수를 줄여 보거나, 술을 내올 때 물을 타서 도수를 약화시키는 방법도 있습니다.

물을 타는 등의 행동은 비밀리에 이루어지는 기만적인 행동이기는 하지만 남편이 위험은 낮추면서 음주의 즐거움을 누릴 수 있게 할 수 있습니다. 만약 남편이 물 타기를 눈치 채고(내가 돌보는 환자한테 이런 일이 있었습니다) 화를 내면 더 이상 그래서는 안 됩니다.

치매 환자든 아니든 알코올중독 치료는 쉽지 않은 일입니다. 알코올중독 전문가에게 상담을 받아 볼 수 있겠지만 남편이 치매가 있어서 그런 치료 프로그램이 도움이 되기는 힘들 겁니다.

치매 환자의 간병과 관련된 모든 결정이 그렇듯이 당신이 하는 일들은 남편의 삶의 질을 극대화하고 위험을 낮추기 위한 것들입니다. 시간이 흐르면 해를 입을 위험이 커질 수 있습니다. 그런 경우는 가능하면 남편의 행동을 더 제한할 필요가 있습니다. 지금 당장은 남편의 관점에서 보았을 때 음주는 삶의 질에 긍정적으로 작용하는 부분입니다. 그렇다면 위험을 야기하지 않는 한 음주를 허용하는 것이 낫습니다.

"

**Q77. 남편은 알츠하이머병이 꽤 진행된 상태라
완전한 문장을 갖춰 말하지 못합니다.
게다가 남편이 슬퍼 보여서 우울증이 아닐까 걱정됩니다.
질문을 이해하지 못하는 환자의 우울증은 어떻게 진단하나요?**

"

A77. 치매 환자의 우울증을 진단할 때 어려운 점 중 하나는 치매 환자들 중에는 질문을 해도 이해하지 못하거나 자신이 요 며칠이나 몇 달 동안 어떤 기분이었는지 기억하지 못한다는 점입니다. 반면 가족들은 자기가 사랑하는 사람에게서 우울증과 맞아떨어지는 증상들을 묘사할 수 있는 경우가 많죠.

다음과 같은 모습을 보이면 우울증을 고려해 보아야 합니다.

- 밥을 잘 먹지 않고 체중이 감소하며 그걸 설명할 다른 원인을 찾을 수 없을 때(다른 체중 감소 원인으로 고려해 보아야 할 것으로는 음식을 씹는 어려움, 음식과 음료를 삼키는 어려움, 식기 사용의 어려움, 자기에게 제공되는 음식이 마음에 들지

않는 경우, 식탁에 정신을 산만하게 하는 것이 많은 경우, 암이나 심부전 등이 있습니다)

- 내성적으로 변하고 기존에 즐겨 했던 활동에 참여하지 않을 때
- 인간관계에 대한 적극성이 떨어질 때
- 자주 울 때
- 스스로를 비난하거나("난 정말 나쁜 놈이야"), 자책할 때("모두 내 탓이야")

66

Q78. 아내가 알츠하이머병이 있는데 제가 보기엔
우울증도 온 것 같습니다. 둘째 아이를 출산하고 나서
우울증이 온 적이 있었는데 지금이 그때와 똑같습니다.
치매 환자의 우울증도 상담이나 약물로 치료할 수 있나요?

99

A78. 제 경험으로 볼 때 자신의 진단명을 인식할 수 있는 치매 초기 환자는 자신의 걱정이나 증상을 함께 의논할 수 있고, 그런 대화를 통해 도움을 받을 수 있습니다. 치매와 임상적 우울증이 동시에 있는 사람(Q77 참조)은 자극의 증가, 집단 참여, 신체활동에서 도움을 얻을 수 있습니다.

치매와 우울증이 동시에 있는 사람의 치료법으로 항우울제

약물에 대해 연구해 보니 혼합된 결과가 나왔습니다. 절반 정도의 연구에서는 효과가 있다고 하고, 절반 정도에서는 효과가 없다고 합니다(Q48). 제가 볼 때 만약 우울증 증상이 심각하다면 약물치료를 고려해 보아야 합니다만 비약물적 접근방법도 항상 함께 시도해 보아야 합니다.

치매가 생기기 전에 임상적 우울증을 경험한 적이 있는 사람은 치매가 발생한 후에 우울증에 걸릴 가능성이 높아집니다.

"
Q79. 어머니가 1분도 안 돼서 했던 질문을 하고, 또 합니다.
제가 할 수 있는 일이 있을까요?
"

A79. 질문이든 어떤 문장이든 했던 말을 계속 반복해서 말하는 것은 보통 심각한 기억장애가 있음을 말해 줍니다. 당사자는 방금 어떤 질문이나 문장을 말한 것을 기억하지 못합니다. 치매 환자가 완전한 문장을 구성해서 말할 수 없거나 말이 계속 앞뒤로 왔다 갔다 하면서 대화를 하는 경우는 언어장애가 있는 것일 수도 있습니다.

치매 환자가 반복해서 말하는 것은 혼자 있는 데 대한 지겨움이나 두려움의 표현이거나, 자신이 어떤 상태이고 다음에 무슨 일이 일어날지 알지 못하는 데 따르는 걱정이나 불안과 싸

우는 하나의 방법일 수도 있습니다.

몇 가지 시도해 볼 만한 방법이 있습니다. 걱정이나 불안이 많은 사람이라면 모든 것이 괜찮고 내가 다 알아서 돌보고 있다고 치매 환자를 안심시켜 보십시오. 걱정이 되거나 불안하냐고 물어볼 수도 있지만, 만약 그 질문이 환자를 더 불안하게 한다고 생각되면 다른 전략을 시도해 보세요.

지겨워하는 부분은 산책을 가거나, 모임에서 대화를 나누거나, 게임을 하거나, 손자녀들의 일상 등 좋아하는 주제에 대해 대화를 하는 활동에 참여시켜 대응할 수 있습니다. 전에 한 번도 해 본 적이 없는 활동보다는 기존에 즐기던 활동이 참여 가능성을 높일 수 있습니다.

대화의 초점을 당사자가 반복적으로 얘기하는 내용과 관련된 주제로 부드럽게 넘어가는 것도 도움이 될 수 있습니다. 예를 들어 치매 환자가 엄마가 언제 자기를 데리러 오느냐고 계속 물어보면(엄마가 돌아가시고 없는 상황임에도) 엄마에 대한 좋은 기억을 말해 달라고 하거나, 엄마와 관련된 다른 주제(엄마의 추억이 깃든 물건 등)를 가지고 대화를 나눠 보세요.

계속 반복되는 순환 고리를 깨뜨리려면 거짓말을 해야 하는 경우도 있습니다. 이런 거짓말의 윤리에 대해서는 Q85, Q93, Q95에서 다루고 있습니다.

Q80. 저는 요양시설에서 일하는 사람입니다. 심각한 치매가 있는 사람이 아파하는지 어떻게 알 수 있나요? 치매에 걸리면 통증에 과민해지거나 무뎌지나요?

A80. 집에서 요양하든, 장기요양시설에서 요양하든 통증은 중요한 주제입니다. 치매를 흔히 야기하는 원인들은 통증을 경험하는 능력을 저하시키거나 장애를 일으키지 않지만, 그런 부분을 찾아내기는 쉽지 않습니다. 치매 환자는 자신의 통증을 표현하고, 느낌을 설명하고, 자신을 힘들게 하는 것이 무엇인지 알아차릴 수 있는 능력에 문제가 생깁니다. 감각에 영향을 미치는 뇌졸중을 겪은 경우 몸의 일부에서 통증을 경험하는 능력이 감소하거나 증가할 수도 있습니다.

치매가 있는 사람은 아프다고 말하거나, 하루 중 언제, 어디가 아픈지 설명하지 못할 수 있습니다. 따라서 돌보는 사람은 치매 환자가 울거나, 몸의 일부를 움직이지 않거나, 활동 참여가 줄어들거나, 짜증을 더 잘 내는 경우에는 혹시 아픈 것은 아닌지 잘 살펴볼 필요가 있습니다. 이런 증상을 보이는 치매 환자에게는 빠짐없이 어디가 아픈 것은 아닌지 물어보는 것이 중요하다는 의미입니다. 그중에는 정확하게 대답하는 사람도 있겠지만 그렇지 못한 사람도 있습니다. 만약 치매 환자가 어느 신체 부위를 보호하려 하거나 움직이지 않는 경우에는 그

곳을 만져보거나 부드럽게 움직여 봐도 되겠느냐고 허락을 구해 보세요. 그래서 만약 환자가 얼굴을 찡그리면 추가적인 검사가 필요합니다. 타박상이나 다른 부상의 증거가 있는지 살펴보세요.

시설에 들어가 있는 사람인 경우에는 담당 직원에게 그 사실을 알려 의사의 진찰을 요청하세요. 집에서 요양하는 환자인데 통증의 가능성이 보인다면 의료인에게 알려야 합니다. 철저한 신체검사를 통해 통증을 감지하고 위치를 찾아낼 수 있습니다.

환자를 보다가 통증이 있는 것 같기는 한데, 가족도, 다른 직원들도, 저도 확신할 수 없었던 경우들이 있었습니다. 이런 환자들을 달래도 보고, 주의를 다른 데로 돌려보고, 활동에 참여시켜도 보고, 여러 방법을 모두 동원해 봤지만 효과가 없었습니다. 이런 경우는 드물지만 그런 일이 발생할 경우에는 진통제를 시도해 볼 만한 가치가 있습니다. 금지된 약물이 아니라면 아세트아미노펜(타이레놀)이나 이부프로펜을 몇 회 복용시켜 보면 소통이 안 되는 사람이라도 통증 여부를 판단해 볼 수 있습니다. 가끔은 저용량으로 아편성 진통제를 조심스럽게 시도해 보는 것이 적절한 경우도 있습니다.

> **Q81. 남편이 가끔 갑자기 울음을 터트립니다. 특히 사람들이 모인 공공장소에서 그래요. 왜 그러는 걸까요? 이럴 때 남편의 기분을 풀어 줄 방법이 있을까요?**

A81. 갑자기 우는 것은 통증, 우울증, 두려움을 느끼거나, 혹은 현재의 상황을 버겁게 느끼고 있다는 신호일 수 있습니다. 울음을 터트리는 경우가 항상 어떤 특정한 상황에서 일어나지 않았는지 생각해 보세요. 그럼 촉발 요인을 확인할 수 있을지도 모릅니다.

통증이나 우울증의 가능성이 있다면 담당 의사와 상담해 보기 바랍니다. 만약 울음을 터트리기 전에 남편이 겁을 먹거나 압도당하는 것처럼 보이면 환경에 변화를 주어 스트레스를 줄이고, 지원을 강화하고, 남편이 필요로 하는 것에 더 주의를 기울여 주세요.

추가적으로 가끔 '감정실금(emotional incontinence)'이라고도 하는 '거짓숨뇌감정(pseudobulbar affect)'이라는 장애가 치매, 뇌손상, 다발성 경화증, 다발성 뇌졸중, 근위축성 축삭경화증(amyotrophic lateral sclerosis) 등으로 뇌손상을 입은 사람한테 나타날 수 있습니다. 거짓숨뇌감정의 특징은 갑자기 울음이나 웃음을 터트리는 것입니다. 촉발 요인이 존재하는 경우도 있지만 그렇지 않은 경우도 있습니다. 촉발 요인이 존재하는 경우에는 웃음이나 울음의 강도가 그것을 자극하는 요인과 비례하지 않습니다. 거짓숨뇌감정이 있는 사람 중에는 울음이나 웃음이 자신이 실제로 느끼는 감정보다 더욱 극단적으로 나타나기 때문에 자신의 실제로 경험하는 감정을 반영하지 않는다고 말하는 경우가 많습니다. 이런 사람들 중 상당수는 예를 들어 국가(國歌), 영화 속 슬픈 장면, 낯익은 사람의 사진 등 울음이나 웃음을 촉발하는 요인이 무엇인지 확인할 수 있지만, 그래도 여전히 자기가 겉으로 보는 것처럼 격한 감정을 느끼는 것은 아니라고 말합니다. 평생 눈물이 많았던 사람에게는 이것이 정상입니다.

이것이 병 때문에 생기는 증상이라고 설명해 주면 그런 사실을 받아들이고 마음고생이 줄어드는 경우도 있습니다. 어떤 사람은 이런 극단적인 감정이 표출되는 것이 민망하다고 호소하기도 합니다. 덱스트로메토르판-퀴니딘 복합제인 '뉴덱스타'라는 약은 FDA에서 이 병의 치료제로 승인받았습니다. 표준의 항우울제들은 FDA에서 거짓숨뇌감정 치료제로 승인을 받지는 않았지만 일부 사람에서는 자주 울음을 터트리는 증상을 줄이거나 없애 줄 수 있고, 비용도 저렴합니다.

**Q82. 어머니는 알츠하이머병이 꽤 진행된 상태예요.
일주일에 적어도 두 번은 어머니를 찾아뵈려고 하지만
막상 만나면 대체 무슨 말을 해야 할지 모르겠어요. 진정한
대화를 나누기가 어렵거든요. 어떻게 해야 좋을지요?**

A82. 제가 알츠하이머병에 대해 처음 배우던 때 노인정신의학자 잭 와인버그(Jack Weinberg)가 쓴 「나는 할 말이 없을 때 어머니에게 무슨 말을 하는가? *What Do I Say to My Mother When I Have Nothing to Say?*」라는 글을 우연히 읽었습니다. 이 글에서 와인버그 박사는 자신이 던진 질문에 스스로 답을 적고 있습니다. 그가 적기를 어머니에게 가장 중요한 사실은 아들이 어머니를 찾아왔다는 사실, 그리고 서로 대화를 나누고 있다는 사실이지, 그 대화의 구체적인 내용이 아님을 깨닫게 되었다고 합니다. 그리고 또한 똑같은 대화를 반복하는 것이 자기에게는 지겨울지 몰라도 어머니에게는 그렇지 않다는 것을 깨달았다고 합니다. 어머니는 불과 5분 전, 혹은 5일 전에 나누었던 얘기라도 손자, 손녀에 대해, 아들이 지금 하고 있는 일에 대해 듣는 것을 무척 좋아했습니다.

와인버그 박사가 관찰한 내용은 모든 상황을 치매가 있는 사람의 관점에서 바라보는 것이 얼마나 가치 있는 일인지 깨닫게 해주었습니다. 그 순간에는 대화를 한다는 사실 자체가 즐

거움을 줍니다. 당사자가 비슷한 대화를 최근에 나누었다는 것을 기억하는지 여부는 중요하지 않습니다. 심각한 기억장애가 있는 사람들은 말 그대로 현재 속에서 살고 있습니다. 그들에게는 사람들과의 상호작용이 가장 큰 즐거움의 원천입니다. 이런 즐거움이 길을 잃고 낯선 장소에서 외롭다는 느낌을 극복하게 도와줍니다. 어머니는 당신이 그날 일찍, 혹은 어제 찾아왔었다는 사실을 기억하지 못할지도 모릅니다. 하지만 대화를 나누는 동안 어머니는 당신이 자신의 딸이며, 서로에게 귀중한 존재라는 것을 알고 계실 겁니다.

Q83. 아내가 저더러 바람을 피웠다고 비난하는데 어떻게 하면 관심을 다른 데로 돌릴 수 있을까요?

A83. 안타까운 일이지만 이것은 비교적 흔한 증상입니다. 사실 알츠하이머 박사의 첫 환자도 이런 증상을 보이고 있었습니다. 이 여성은 점점 더 괴로워하며 공격적으로 변했고, 그것 때문에 남편이 이 여성의 검사를 위해 의사인 알츠하이머 박사에게 데려오게 됐습니다.

저는 아내가 비난하는 내용이 사실이 아닐 것이라 추측합니다. 불행하게도 다른 사람들에게 이런 비난이 사실이 아님을 설득하기가 불가능할 때도 있습니다. 하지만 환자의 비난을 들여다보면 이런 비난이 사실이 아니라 질병의 증상임을 보여 주는 측면이 종종 드러납니다. 예를 들어 제가 이런 증상으로 치료했던 한 환자는 자기네 침대 이불이 거의 매일 주름이 져 있는 것을 보고 남편이 계속 바람을 피우고 있다는 사실을 알 수 있었다고 제게 몇 번이고 말했습니다.

그리고 추측하건대 알츠하이머 박사의 첫 환자의 남편처럼 당신도 아내에게 그것은 사실이 아니라고 말했을 것입니다. 만약 그런 말을 해보지 않았다면 한두 번 정도 그렇게 해보는 것이 합리적입니다. 그럼 그런 말이 아무런 도움이 안 된다는 것을 확인할 수 있을 겁니다. 대화 주제를 바꾸거나, 아내가 다른 사람들과 함께 활동에 참여하게 하거나, 주간 간병을 신청하거나, 심지어 아내에게 이젠 바람피우던 것을 정리했다고 말하는 것도 시도해 볼만합니다.

Q85, Q93, Q95에서는 우리가 치매 환자에게 거짓말을 하거나, 그 사람의 관심사에 직접 대응해 주지 않거나, 치매 환자의 잘못된 생각을 고쳐 주지 않거나, 반복되는 불만에 대응해 주지 않을 때 생기는 윤리적 문제에 대해 얘기하고 있습니다.

당신이 설명하고 있는 증상에서 곤란한 점은 그런 비난을 하는 치매 환자가 그 문제에 대해 자녀, 친구, 이웃, 전문 간병인 등 다른 사람들에게도 거듭해서 말하고 다니는 경우가 많다는 점입니다. 저는 그런 사람들에게 아내의 비난은 사실이 아니라 치매 증상이라고 살짝 귀띔해 주어도 괜찮다고 생각합니다. 그 사람들에게 자신은 이런 생각들 때문에 아내가 괴로워해서 그런 고통을 덜어 주려고 애쓰고 있으니 도와달라고 말하세요. 그 사람들에게 아내에게 자기가 그 문제에 대해 남편에게 물어봐 주겠다고, 어떻게 된 일인지 알아보겠다고, 그 문제로 얼마나 상심이 크냐고 맞장구를 쳐달라고 부탁해 볼 것을 권합니다. 이런 식으로 대답해 주어 아내가 비난을 멈추고(보통 효과는 임시적) 진정될 수 있다면 그것이 할 수 있는 최선의 일이 될 것입니다.

드물기는 하지만 이런 믿음이 물리적 공격으로 이어지기도 합니다. 만약 이런 일이 반복적으로 일어나고 관심사를 다른 데로 돌리기가 어렵다면 신중하게 다양한 약물치료를 해볼 필요가 있습니다. 만약 그런 증상이 당신이 있을 때만 발생하고, 아내의 괴로움이 완화되지 않는다면 아내와 함께 보내는 시간을 줄여야 할 수도 있습니다.

당신에게도 누군가 힘을 북돋아 줄 사람이 필요합니다. 이런 비난은 마음에 상처를 주니까요. 자신의 마음의 상처, 좌절, 슬픔, 상실감에 대해 친구, 가족, 심리상담사 등과 이야기를 나눌 수 있다면 문제가 완전히 사라지지는 않더라도 그 일에 짓눌리지 않도록 하는 데 도움이 될 수는 있습니다.

바람을 피웠다고 의심하며 비난하는 경우는 흔하다. 한두 번 정도 그것이 사실이 아니라고 말해도 효과가 없으면 다음과 같이 시도해 보자.

- 대화 주제 바꾸기
- 다른 활동에 참여시켜 관심을 다른 데로 돌리기
- 주간 간병 신청하기
- 바람피우던 것을 정리했다고 말하기

이렇게 해서 효과를 본 것이 있다면 가능하면 필요할 때마다 해 주자.

Q84. 남편은 항상 온화하고 차분했어요. 그런데 이제는 걸핏하면 화를 내요. 해결할 방법이 없을까요?

A84. 알츠하이머병 환자의 30퍼센트 정도는 사람들이 흔히 말하듯 사람이 달라졌다는 성격변화를 겪게 됩니다. 성격이 변한다는 말의 의미가 무엇인지 애매할 때도 있습니다. 어떤 사람은 여러 상황에서 예전의 모습 그대로인데 당신이 말한 부분에서만 달라지기도 하거든요.

남편이 여러 상황에서 예전의 모습 그대로지만 화는 더 쉽게 낸다면 '파국반응(catastrophic reaction)'이라는 것에 해당합니다. 이 용어는 아주 사소하거나 알아보기 힘든 촉발 요인에도 아주 큰 파국이 일어난 것처럼 반응하는 것을 말합니다. 파국반응은 모든 유형의 뇌질환 환자에서 흔히 발생합니다. 이것은 감정적 반응을 조절하거나 가라앉히는 데 문제가 있음을 말해 줍니다. 이런 증상은 사회적 상황을 평가하고, 생각을 통해 감정을 조절하게 도와주고, 어려운 문제에 직면했을 때 정신적 유연성을 발휘하게 해주는 이마엽(Q18 그림 참조)이 손상되었음을 반영하는 것으로 생각되고 있습니다.

파국반응은 보통 신속하게 나타납니다. 그 특징을 보면 얼굴이 붉어지고, 고함 등을 통해 분노를 표출하고, 가끔은 밀치거나 때리는 등 분노를 육체적으로 표현하는 경우도 있습니다.

파국반응의 촉발 요인은 사람마다 제각각입니다. 보통 사람의 눈에는 아주 사소해 보이지만 당사자에게는 감당 못할 큰 일일 수 있습니다. 촉발 요인이 무엇인지 예상이 되는 경우라면 그것을 피하기 위해 최선을 다해야겠지만 그것이 항상 가능하지는 않다는 점을 인정해야 합니다. 회피가 불가능할 수 있는 촉발 요인의 사례로는 필수적인 일상생활, 진료, 위험한 상황 피하기 등이 있습니다. 거기에 더해서 사이렌이나 아기 울음소리 같은 환경의 자극도 파국반응을 촉발할 수 있습니다.

파국반응을 아주 초기에 감지할 수 있을 때도 있습니다. 특히 당사자를 아주 잘 알고 있는 간병 보호자라면 잘 알아볼 수 있습니다. 파국반응에서 초기에 발현되는 증상으로는 얼굴 붉

어짐, 들뜸 행동, 웅얼거림, 고통의 조짐 등이 있습니다.

촉발 요인을 예측하거나, 피하거나, 최소화할 수 없는 경우라면, 혹은 파국반응이 이미 시작된 경우라면 그 사람의 관심을 다른 데로 돌리거나 그 상황에서 빠져나오게 함으로써 반응의 강도를 줄이거나 최소화할 수 있습니다. 간병 보호자는 차분하면서도 책임감 있는 모습을 보여야 합니다. 이렇게 하면 당신이 문제를 인식해서 거기에 대응하고 있고, 안전하리라고 당사자를 안심시키는 데 도움이 됩니다. 간병 보호자는 목소리를 높이거나, 당사자를 붙잡으려 하거나, 겁먹은 모습을 보이거나, 상황에 압도된 모습을 보여서는 안 됩니다. 파국반응을 보이는 사람 중 어떤 사람은 감정적으로 화가 나 있다는 것을 인정해 주는 것이 도움이 되지만, 어떤 사람은 자신의 고통에 대해 언급하면 오히려 상황이 악화되기도 합니다.

파국반응을 촉발하는 사건을 피하는 것이 항상 가능하지는 않다. 다음과 같은 조치가 파국반응을 중단시키거나 강도를 최소화하는 데 도움이 될 수 있다.
- 촉발 요인의 제거
- 당사자의 관심을 다른 데로 돌리기
- 괴로워하지 않고 차분한 모습 보여 주기
- 상황이 잘 통제되고 있다고 안심시키기

**Q85. 아내는 거의 매일 오후마다 웁니다. 엄마가
자기를 데리러 와야 하는데 늦는다고 생각하거든요.
제가 엄마는 25년 전에 돌아가셨다고 말하면
더 화를 내면서 울기 시작할 때가 많습니다.**

A85. '황혼증후군(sundowning)'은 늦은 오후나 저녁 시간만 되면 초조하고 괴로워지는 현상을 묘사하는 용어입니다. 그런데 흥미롭게도 괴로움과 초조함이 하루 중 다른 시간보다 특정 시간에 더 자주 발생하는지에 대한 연구가 만만치 않은 것으로 확인되고 있습니다.

어쨌거나 이런 문제가 있는 사람을 돕는 것이 중요하지, 황혼증후군이 존재하는지 증명하는 부분은 그리 중요하지 않습니다. 이것을 야기하는 잠재적인 원인으로는 지겨움, 치매 환자의 피로감, 간병 보호자의 고단함, 오후와 저녁 시간에는 일하는 직원의 비율이 줄어드는 것, 그리고 방문객들이 보통 오후 늦게 찾아오는 경향이 있어서 잡음과 자극이 더 많아지는 것 등이 있습니다. 어두워지는 것이 큰 역할을 한다는 주장은 저로서는 의심스럽습니다. 해가 훨씬 늦게 지는 여름 오후에는 황혼증후군의 발생 시간도 늦어진다는 증거가 없기 때문입니다.

황혼증후군에서는 이런 조치들을 시도해 볼 수 있습니다.

- 평소에 잘 불안해지는 시간에 더 많은 활동 일정을 잡는다.
- 불안해지는 듯 보이는 시간에는 낮잠을 자게 한다.
- 더 많은 빛에 노출시킨다(몇몇 연구에서는 빛 노출을 늘리면 행동문제가 줄어드는 것으로 나왔습니다).
- 그 시간에는 방문객의 숫자, 진료 방문, 이동, 다른 형태의 자극을 최소화한다.

이런 조치를 한 번에 하나씩 시도해 볼 것을 권합니다. 그래야 어떤 게 효과가 있고, 어떤 게 없는지 판단하기 쉽기 때문입니다.

그 사람의 잘못된 생각을 고쳐 주려고 하는 것은 거의 효과가 없습니다(예를 들면, "여보, 기억 안 나? 어머니는 25년 전에 돌아가셨잖아"). 이 문제에 대한 더 자세한 논의는 Q93, Q94, Q95를 참조하기 바랍니다.

> **Q86.** 남편이 요양시설에 들어간 지 6개월 정도 됐습니다.
> 남편은 모든 시간을 한 여성 입소자와 함께 보내고 있습니다.
> 두 사람은 손을 잡고 복도를 걷고, 서로 대화를 나눕니다.
> 요즘에는 남편이 저를 못 알아보는 것 같더군요.
> 남편은 지난 45년의 결혼 생활 동안 저에게 충실했습니다.
> 그래서 지금의 상황이 오히려 충격적으로 느껴집니다.
> 저는 어떻게 해야 할까요?

A86. 얼마나 놀라고 상심이 클지 이해가 갑니다. 아마도 남편은 '실인증'이라는 증상이 있어서 당신을 못 알아보는 것 같습니다. 실인증이 생기면 익숙한 얼굴, 장소, 사물을 알아보지 못하죠(Q8과 Q73 참조). 이런 경우라면 남편에게 자기가 누구인지 말해 봐도 소용이 없습니다. 남편이 당신을 '무시'하는 것은 의도적인 행동이 아닙니다. 당신이 누구인지 알아보지 못하는 것뿐이죠.

남편이 당신이 누구인지 정확히 알지 못한다고 해도 당신의 방문은 여전히 반가워하고 있을지 모릅니다. 만약 남편이 당신과 함께하려 하지 않거나, 항상 불편해지는 것 같다면 방문 횟수를 줄여야 할 수도 있습니다. 만약 이렇게 해야 하는 상황이라면 정기적으로 그곳의 직원들과 연락해서 남편이 잘 간병을 받고 있는지 확인해 볼 것을 권하고 싶습니다.

제 경험으로 보면 익숙한 사람을 알아보는 능력은 있다가 사라졌다가 할 때가 있습니다. 특히 새로 생긴 증상일 때 그렇습니다. 당신이 그 시설에 머무는 시간을 제한할 것을 추천합니다. 그것이 두 사람 모두에게 더 낫습니다.

어떻게 보면 당신은 이중으로 상실을 경험하고 있는 셈입니다. 남편이 치매 때문에 사람이 변했고, 결혼 생활도 그와 함께 멀어졌으니까요. 당신의 감정을 가족, 친구, 직원, 심리상담사와 얘기해 보는 것이 도움이 될 수도 있습니다.

"

Q87. 아버지가 암이 발병해서 얼마 못 사실 것 같습니다.
알츠하이머병이 있는 어머니는 상황을 잘 모르시는 것 같고
우리도 그 얘기를 지금까지 꺼내지 않았습니다.
아버지의 병환을 이제 어머니에게 알려야 할까요?
아버지가 돌아가시면 어머니가 그걸 이해하시게 될까요?
우리가 계속 그 사실을 어머니에게 상기시켜야 할까요?

"

A87. 애도는 장기적인 과정입니다. 대부분의 사람은 잠재적 상실이나 실제 상실에 대해 얘기를 주고받고, 가까운 사람들과 그런 대화를 할 수 있다는 사실에서 위안을 느낍니다. 어머니께서 남편이 아프다는 사실을 아직 알아차리지 못했다면

확실하지는 않지만 알츠하이머병 때문에 그럴 가능성이 큽니다. 그래도 제 생각에는 어머니도 아버지의 병세에 대해 들어야 한다고 생각합니다. 어머니가 무엇을 알고, 무엇을 모르는지는 우리도 확신할 수 없으니까요. 어머니의 반응을 보아 가면서 다음에 어떤 이야기를 꺼내야 할지 판단하면 됩니다. 만약 어머니가 놀라면서 자신의 감정을 이야기할 수 있다면, 그런 상황에서 다른 사람에게 해주는 것처럼 어머니의 말에 귀를 기울이고, 어머니에게 힘이 되어 주고, 공감해 주어야 합니다. 어머니가 당신이 하는 말을 이해하지 못하고 아버지가 아프다는 사실을 부정하거나, 거듭 불편해지기만 하고 자신의 감정을 표현할 수 없다면, 그 얘기는 더 이상 꺼내지 않아야 합니다.

저라면 아버지가 돌아가신 다음에 어떻게 얘기를 꺼낼 것인가 하는 문제도 비슷한 방식으로 접근할 것 같습니다. 다른 사람에게 그러는 것처럼 어머니에게도 무슨 일이 일어났는지 알리는 것이 적절해 보입니다. 만약 어머니가 그 사실을 바로 잊어버리고, 당신이 아버지의 죽음을 상기시킬 때마다 반복적으로 괴로워하고 다시 몇 분 후에는 잊어버리거나, 더 이상 대화할 수 없다면 죽음을 애도하는 능력을 알츠하이머병이 어머니로부터 앗아가 버렸을 가능성이 큽니다.

치매가 있는 사람들은 병세가 많이 진행된 경우라도 중요한 상실이라면 어느 정도 기억하는 경우가 많아 보입니다. 구체적인 내용에 대해서는 어렴풋한 기억밖에 없지만 말입니다. 직접 물어보면 그런 정보를 기억하지는 못하더라도 이런 인식이 대화하다가 은연중에 떠오를 수도 있습니다. 이런 경우라면 어머니의 반응을 참고해서 다음에 어떤 말을 꺼낼지 판단하면 됩니다. 당신이 "저도 아버지가 너무 보고 싶어요."라고 말했는데 어머니가 아주 크게 동요하는 모습을 보인다면 저라면 그 대화를 계속 이어 가기가 망설여질 것 같습니다. 어머니의 손을 잡거나, 안아 주거나, 함께 있어 주거나, 대화 주제를 바꿔서 어머니가 진정할 수 있도록 도와주는 것이 최선일 듯합니다. 만약 어머니가 눈물을 흘리고, 그 상황을 이해하는 듯 보이고, 그 대화가 도움이 되는 것으로 보이면 이런 힘든 시기에 다른 사람들과 하는 것처럼 어머니에게도 똑같이 대하면 됩니다. 결론적으로 어머니의 감정적 안녕에 최선이라 판단되는 행동을 하면 됩니다.

"

Q88. 치매가 있는 사람들은 왜 삼키는 게 힘들어지나요?

"

A88. 삼키는 행동은 입과 목의 근육들 사이에 조화로운 협응이 이루어지면서 그와 함께 기도가 닫히고, 식도가 열리는 과정이 이루어져야 합니다. 이런 기능을 통제하는 뇌 중추는 뇌 바닥의 뇌줄기(brainstem, 뇌간)에 자리 잡고 있습니다(Q18의

그림 참조).

치매가 최대로 진행되면 삼키기 동작의 협응을 개시하는 뇌 영역에 직접 손상이 일어나거나, 뇌의 상층부에서 그 영역으로 들어오는 신경섬유에 손상이 일어납니다. 이런 일이 일부 질환에서는 다른 질환보다 더 이른 시기에 일어납니다.

삼키기 메커니즘이 마비되거나 협응이 파괴되면 기도로 들어가는 구멍이 정확하게 닫히지 않아서 액체와 고체가 식도를 따라 내려가지 못하고 폐로 들어갈 수 있습니다. 이것을 '흡인'이라고 합니다. 흡인이 일어나면 화학적 자극이나 감염으로 인해 폐렴이 생길 수 있습니다.

뇌졸중이 삼키기 통제 시스템을 손상시킨 경우에는 삼키기 문제가 즉각적으로 발생합니다. 반면 대부분의 치매는 진행 속도가 느리기 때문에 그로 인해 야기되는 삼키기 문제도 점진적으로 일어납니다. 초기 증상으로는 가끔씩 사레가 듭니다. 특히 물 같이 묽은 액체나 제대로 씹지 않은 음식을 삼킬 때 그런 일이 일어납니다. 코와 입에서는 계속적으로 분비물이 만들어지고 있는데 이것이 호흡계로 들어가는 경우도 기침을 자극할 수 있습니다. 어떤 사람은 위의 내용물이 식도를 따라 올라오는 식도역류가 생길 수 있습니다. 이것이 흡인으로 이어질 수 있습니다.

언어병리학자는 흡인 위험을 평가해서 그런 위험을 줄이는데 필요한 조치들을 조언해 줄 수 있습니다. 액체는 걸쭉하게,

음식은 갈아서 제공하는 것도 그중 하나입니다. 이런 것으로 흡인의 위험을 줄일 수는 있지만 완전히 예방할 수는 없습니다. 영양보급관 장착도 흡인을 예방하지는 못합니다.

A89. 알츠하이머병에서 다리 근육을 직접 통제하는 뇌세포에 장애가 생기는 것은 아닙니다. 하지만 이 뇌세포들을 뇌의 다른 부위와 이어주는 신경로가 손상을 입습니다. 이 신경로가 파괴됨에 따라 걷는 능력도 점진적으로 쇠퇴합니다.

치매가 생기든, 안 생기든 파킨슨병(Q17)에서는 초기에 균형감각 장애가 생길 수 있고, 루이체치매(Q16)에서도 생길 수 있습니다. 진행성 핵상마비(progressive supranuclear palsy)와 겉질-바닥핵 퇴행증(cortico-basal degeneration, 피질-기저핵 퇴행증)도 질병 초기에 걷기 장애를 일으킬 수 있습니다. 혈관성 치매에서는 뇌졸중이 다리 움직임을 통제하는 뇌세포를 직접 죽이거나, 걷기에 관여하는 신경로에 장애를 일으킵니다. 그래서 혈관성 뇌장애로 인한 걷기의 어려움은 갑작스럽게 나타납니다.

정상뇌압수두증은 걷기를 불안정하게 만들고, 요실금과 치매를 일으킬 수 있습니다. 이런 증상들은 첫 증상이 있고 6개월 안으로 시작될 때가 많습니다. 정상뇌압수두증은 초기에 발견할 경우 치료가 가능하다는 점이 중요합니다. 그래서 치매 증상이 발생하고 1년 안으로 걷기가 불안정해진 사람은 정상뇌압수두증 검사를 받아 보아야 합니다.

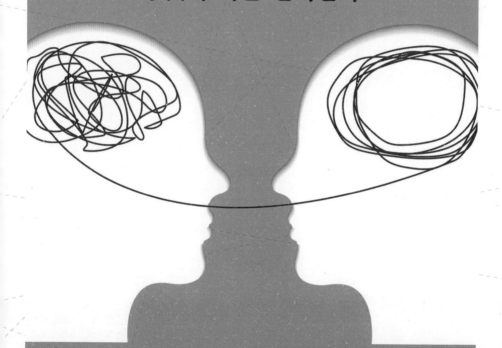

7장

어려운 상황,
무엇이 나은 선택인가요

Q90. 아버지의 기억력 때문에 걱정입니다.

한 시간에도 두세 번씩 했던 말을 또 해요.

똑같은 말을 벌써 했다고 해도 그냥 무시해 버립니다.

의사와 상담해 보시라 해도 아무 문제없다고 하십니다.

제가 이제 어떻게 해야 할까요?

”

A90. 제일 먼저 스스로에게 던져 보아야 할 질문은 지금의 상황이 얼마나 위험한가 하는 부분입니다. 아버지가 운전을 하다가 몇 번 사고가 났거나, 약을 먹는 것을 계속 깜박해서 그 결과로 입원을 한 적이 있었다면 반대하더라도 아버지에게 도움이 되는 방식으로 행동하는 것이 도덕적으로 합당합니다.

하지만 당신이 설명한 내용으로 보아서는 현재로서는 명확한 위험은 없는 것으로 보입니다. 만약 그렇다면 몇 주 안으로 다시 아버지에게 걱정되는 부분을 얘기하고, 형제가 있다면 가족의 힘도 빌리세요. 여러 사람이 같이 걱정을 하면 아버지도 따르지 않을까 싶습니다.

위협이나 모욕으로 느껴지지 않게 조심하면서 아버지에게 염려되는 바를 표현하는 것이 도움이 될 수 있습니다. “아버지 제가 너무 걱정되니까 저를 위해서 한번 의사를 만나보면 안 될까요? 아버지 생각이 옳고 제가 틀린 것이라면 저도 훨씬 안심이 될 것 같아요.” 이런 식으로 얘기하면 아버지도 기꺼이

의사와 상담을 해볼지도 모릅니다.

아버지가 계속 거부해서 여전히 걱정이 된다면 몇 주마다 한 번씩 당신이 관찰한 부분을 얘기하면서 다시 아버지에게 검사를 받아 볼 것을 권합니다.

자기는 기억력이 멀쩡하니 검사를 받을 필요가 없다고 믿는 사람을 설득할 때는 위협이나 모욕으로 느껴지지 않게 조심하면서 걱정을 표현하는 것이 도움이 된다. 이런 식으로 말해 보는 것도 좋다. "아버지 제가 너무 걱정되니까 저를 위해서 한번 의사를 만나보면 안 될까요? 아버지 생각이 옳고 제가 틀린 것이라면 저도 훨씬 안심이 될 것 같아요."

Q91. 일단 치매로 진단이 나오면, 당사자가 문제가 있다는 것을 부정해도 그 사실을 알려 주어야 할까요?

A91. 미국에서는 건강에 관한 정보는 당사자의 것이라 믿습니다. 의사가 모든 환자에게 자신의 진단명을 반드시 알려야 한다는 의미죠.

알츠하이머병이 있는 사람 중 1/3 정도는 자기에게 문제가 있다는 사실을 인식하지 못합니다(Q59 참조). 진단명을 들으면 이런 사람들 중 상당수는 기억이나 사고능력에 아무런 문제가 없다고 부정하거나, 자기가 겪는 어려움을 정상적인 노화 때문이라면서 이런 식으로 말하죠. "내 친구들도 다 그래."

이런 부분에 대응하는 한 가지 방법은 사람에게는 진단명을 알 권리가 있다는 점을 인정하는 것입니다. 드물기는 하지만 진단명을 알기를 거부하는 사람도 있습니다. 하지만 알츠하이머병의 경우 자신의 인지기능 문제를 가벼이 여기거나 노골적으로 부정하는 사람들은 대부분 자신의 한계를 인식할 수 있는 능력이 결여되어 있는 경우입니다. 이런 사람들 대다수는 질병의 증상으로 이런 일이 일어난다고 저는 확신하고 있습니다. 알츠하이머병이 아닌 치매에 의해 야기되는 비슷한 수준의 장애를 가진 사람에서는 기억장애를 인식하지 못하거나 부정하는 경우가 훨씬 드물기 때문입니다.

저는 치매를 새로 진단하게 되면 제일 먼저 환자에게 기억력이 걱정되니 그 문제를 상담해 보고 싶다고 알립니다. 만약 당사자가 기억력이나 사고능력에 문제가 있다는 것을 부정하거나, 다른 어떤 문제가 있음을 부정하면 이런 식으로 얘기해 줍니다. "그래도 제 의견을 말씀드리고 싶습니다." 이렇게 얘기했는데도 자기는 아무런 문제가 없다고 고집하고 상담을 원하지 않는 것처럼 행동하면 거기서 멈춥니다. 다음에 내원할 때 이 문제를 다시 꺼낼 테지만 그래도 강제로 듣게 하는 것은 부적절한 일이라 믿습니다. 제게는 환자의 바람을 존중하는 것이 무척 중요한 일이고, 저는 당사자의 부정은 사실을 알고 싶지 않거나, 자신의 장애를 인식할 능력이 결여되어 있다는 신호로 받아들입니다.

하지만 자신이 위험한 상황임을 인식하는 능력이 병 때문에 차단된 상태라면 저에게는 그 사람을 보호할 의무가 있습니다. 따라서 저는 가능한 경우라면 가족이나 가까운 친구에게 이 사실을 고지하려고 최선을 다합니다. 드물기는 하지만 가족이나 친구를 찾을 수 없거나, 당사자가 자신의 결과를 타인에게 통보하는 것을 거부하는 경우에는 그 사람이 처한 상황의 위험성을 평가합니다. 그래서 만약 위험이 존재한다고 판단이 되는 경우, 예를 들면 당사자가 처방받은 필수 약을 제대로 복용할 수 없거나, 걷거나 운전을 하다가 길을 잃거나, 경제적으로 타인에게 착취당할 위험이 있어 보이면 그런 사람을 보호하는 일을 담당하는 정부기관에 그 사실을 통보해야 할 수도 있습니다.

의사를 찾아오는 대부분의 노인들은 보호자를 대동하고 옵니다. 환자가 그 보호자에게는 얘기하지 말라고 하는 경우는 한 번도 못 들어봤습니다.

치매가 있는 사람이 병을 부정하는 것은 질병 때문에 자기인식이 차단되어서, 혹은 사실을 알고 싶지 않아서 자신의 장애를 인정하지 못한다는 신호다.

"

**Q92. 아버지가 혼자 사시는데 지난주에 알츠하이머병으로
진단받았다고 합니다. 제가 아는 한 아버지는
생활에 지장은 없으세요. 집안도 깔끔하게 정리되어 있고,
체중도 줄지 않았고요. 그래도 필요할 때 도움을 받을 수
있는 곳으로 이사하라고 얘기를 꺼내 볼까요?
아니면 문제가 생기기 시작할 때까지 기다려 봐야 할까요?**

"

A92. 아버지가 자신의 진단명을 당신한테 말한 것을 보면 그 진단에 대해, 그리고 앞으로 어떻게 할 생각인지 아버지의 생각을 먼저 물어보는 것이 자연스러워 보입니다. 치매 진단에 대해 터놓고 대화를 나누는 것은 암 같은 다른 심각한 병을 두고 대화를 나누는 경우와 비슷합니다. 나쁜 소식에 대한 얘기를 꺼내면 병에 걸린 당사자를 더 힘들게 하지 않을까 걱정하는 사람도 있지만 제 경험에 따르면 대부분의 사람은 그런 대화를 반깁니다.

아버지가 자신의 진단에 대해 터놓고 대화한다면 저라면 아버지가 자신에게 장차 필요해질 부분에 대해 생각해 놓은 바가 있는지, 혹은 이미 그런 문제를 해결하기 위한 조치를 취하고 있는지 물어볼 것 같습니다. 아무도 모르는 사이에 이미 계획을 세워 놓아 당신을 놀라게 만들지도 모릅니다. 만약 아버지가 어떤 계획도 아직 세운 것이 없다고 하면 유언장이나 위임

장 같은 서류 작성을 생각하고 있는지 물어볼 것을 권합니다. 두 가지 서류 모두 작성하지 않았고, 그럴 계획도 없다고 한다면 아버지에게 어떤 선택이 가능한지 돕고 싶다고 말하고, 아버지가 원한다면 그런 문제에 조언을 해줄 수 있는 사람을 찾게 도와주세요.

아버지가 세워 놓은 계획이 모호하다면 지금까지 세운 계획을 응원하면서 아버지가 앞으로 어떤 부분을 더 좋아할지 생각해 볼 수 있게 돕겠다고 말해 보세요. 아버지가 어떤 옵션이 가능한지 모를 수 있으니, 아버지가 그런 옵션들을 어디까지 알고 있는지 물어보세요.

아버지가 이 문제에 대해 얘기하고 싶어하지 않으면 언제든 힘이 되고 싶으니까 나중에 다시 얘기하겠다고 할 것을 권합니다. 이런 문제에 대해 더 편하게 얘기를 나눌 수 있는 다른 사람을 알고 있는지 물어보는 것도 좋습니다. 계획을 함께 논의할 수 있는 사람이 어차피 당신밖에 없다면 이런 식으로 말해서 나중에 다시 의논할 여지를 열어 두는 것이 좋습니다.

자기가 살던 집을 포기하는 것은 어려운 일입니다. 대부분은 자신의 집과 동네에 감정적으로 애착을 느끼죠. 더군다나 다른 곳으로 이사 가는 것은 독립성의 상실, 익숙함의 상실, 자신의 과거와의 연결 고리의 상실을 의미할 수도 있습니다.

이사를 가면 여러 가지 실용적인 어려움도 생깁니다. 이를테면 복잡한 경제적 상황을 꼼꼼히 검토하면서 어떤 선택이 가능한지 확인도 해야 하고, 오랫동안 아껴 왔던 소유물 중에서 골라서 버려야 할 것도 생기고, 주치의도 새로 알아 봐야 하고, 새로운 일정에 적응도 해야죠. 이사에 따르는 어려움과 스트레스가 치매에 동반되는 인지기능 변화로 더 부풀려질 때가 많습니다. 집행기능의 변화(Q8과 Q18 참조) 때문에 선택을 내리고, 앞서서 생각하고, 상황에 적절한 감정을 유지하기 어려워질 수도 있습니다. 어떤 사람은 도움을 반기지만, 어떤 사람은 강력하게 거부합니다. 이런 감정적, 경제적, 실용적, 인지적 장벽을 솔직하게 인정해 주면 어떤 사람은 더 쉽게 도움을 받아들이기도 합니다.

"

Q93. 어머니는 6, 7년 정도 알츠하이머병을 앓고 있고, 혼자된 지는 4년째입니다. 저는 거의 매일 어머니를 봬요. 지난주에는 어머니가 아버지는 왜 요즘에 오지 않느냐며 "아무래도 일이 바쁜가 보다."라고 하는 거예요. 다시 이렇게 물으시면 이미 돌아가셨다고 말해야 할까요, 아니면 그냥 어머니 말에 맞장구를 쳐야 할까요?

"

A93. 아주 어려운 윤리적 문제를 제기하시는군요. 치매가 있는 사람에게는 거짓말을 해도 괜찮을까요?

대부분의 사람이 거짓말은 나쁘고 우리는 진실을 말해야 한다고 생각합니다. 특히나 자기가 아끼는 사람에게는 거짓말을 하면 안 된다고 생각하죠. 하지만 치매의 경우에는 치매에 걸린 사람의 진실이 꼭 다른 사람에게도 진실은 아니라는 것이 어려운 부분입니다. 자기 부모님이 살아 있다고, 혹은 누군가가 자기를 집에 데려가려고 차로 태우러 올 거라고, 가족들이 요즘에는 찾아오지 않는다고 잘못 믿고 있다면 우리는 대체 어떻게 대처해야 할까요?

대부분의 경우 이런 문제는 누군가가 이미 그 치매 환자에게 '진실'을 말해 주었는데도 치매 환자가 자기가 사랑하는 사람이 죽었다는 것을, 자기가 지금 집이 아니라 요양시설에 살고 있다는 사실을, 가족이 불과 몇 시간 전에 방문했었다는 사실을 알지 못해 진실을 들어도 믿지 못하거나, 괴로움에 휩싸일 때 생깁니다. 만약 치매 환자에게 아직 진실을 말하지 않았다면 말해야 한다고 믿습니다. 그에 대한 반응을 보고 당신이 놀라게 될 수도 있습니다.

정말 어려운 문제는 이것입니다. 대체 누구의 '진실'을 받아들여야 할까요? 안타깝게도 치매 환자는 나머지 다른 사람들의 '진실'을 기억하지 못합니다. 그래서 그들의 입장에서는 자기를 찾아오는 사람도 없고, 부모님도 여전히 살아있고, 누군가가 자기 돈을 훔쳐 간 것이죠. 만약 치매 환자가 진실을 알 수 있는 능력을 잃어버린 상태라면 생각을 고쳐 주거나 진실을 말해 주려 해도 소용이 없습니다. 정말 불행한 일이죠. 치매 환자는 사랑하는 사람을 상실하고도 그를 애도하지 못 하거나, 이사 가는 어려움을 받아들일 수 없다는 의미니까요.

치매 환자는 다른 사람들이 알고 있는 진실을 받아들일 능력이 결여되어 있기 때문에 저는 다른 사람들이 치매 환자들의 관점에서 문제를 바라보는 것이 최선이라는 결론을 내렸습니다. 즉 그들이 우리가 알고 있는 진실을 알 수는 없다는 사실, 그리고 그들은 우리가 알고 있는 진실을 통해 이득을 얻을 것이 없다는 사실을 받아들이는 것이죠. 사실 치매 환자를 위한 최선은 치매 환자가 믿고 있는 그 진실을 너그럽게 수긍해 주는 것입니다.

어떤 사람은 이것을 '선의의 거짓말'이라고 부릅니다. 저는 우리가 "할머니는 부모님 뵈러 가서 월요일에 돌아오실 거예요", 혹은 "요즘 찾아오는 사람이 없어서 정말 적적하시겠어요. 가족들한테 더 자주 찾아오라고 제가 얘기해 볼게요" 등의 진실 아닌 말을 할 때는 자신이 거짓말을 하고 있음을 인정하는 것이 중요하다고 믿습니다. 그것을 스스로에게 인정하면 거짓말이 삶의 다른 영역으로 번질 가능성이 줄어든다고 믿습니다. 이런 거짓말을 하는 것이 내키지 않지만 치매 환자를 위해서는 옳은 일임을 안다면 거짓말을 하는 것은 옳지 않다는 신념을 계속 유지할 수 있을 것입니다.

이것은 정답이 존재하지 않는 유형의 문제입니다. 이런 어려운 상황에 어떻게 대처할지 결정할 때는 이런 상황에 처했던 다른 사람들에게 조언을 했던 전문가나, 지원모임의 회원 등 비슷한 경험을 했던 이들과 대화를 나누거나, 당신이 돌보는 바로 그 치매 환자를 무엇이 옳은 일인지 판단하는 기준으로 삼는 것이 도움이 될 수 있습니다.

> **"**
>
> **Q94. 선생님은 거짓말을 해도 괜찮다고 하시는데 남편이 저더러 몇 주 동안 왜 찾아오지 않았느냐고 할 때 제가 어떻게 해야 하나요? 저는 지난 6개월간 하루도 빠짐없이 남편을 찾아갔거든요.**
>
> **"**

A94. 사실 이런 상황에서는 이렇게 말하는 것이 적절하죠. "당신은 기억력에 문제가 있어서 기억 못할 수도 있어요. 사실 저는 매일 찾아왔거든요." 하지만 제가 추측하기로 그럼 남편은 당신이 매일같이 방문을 했다고 믿는 대신, 화를 내거나, 질책당하는 느낌을 받을 것입니다. 그렇게 말해 봐야 소용이 없다면 차라리 이렇게 말하는 것이 당신에게 더 낫지 않을까 싶습니다. "내가 더 자주 올게요." 혹은 "다음 몇 주 동안은 매일 오후에 당신과 같이 있으려고 해요."

그런 말 뒤에 숨어 있는 감정을 인정하는 것이 도움이 될 때도 있지만, 그랬다가 오히려 남편의 마음을 불편하게 만들 위험도 있습니다. "당신이 외로워하는 거 알아요. 왜 그런지 나한테 얘기해 볼래요?" 이렇게 말한 다음에 대화가 어떻게 이어지는지 지켜보세요.

남편의 생각을 고치려고 하는 것은 아무런 소용도 없습니다. 적어도 남편의 관점에서는 그렇습니다. 그래 봐야 남편의 장애를 부각시킬 뿐 아무런 해결책도 나오지 않죠. 그보다는 직간접적으로 당신의 사랑과 지지를 보여 주면서 남편이 자신이 방치되지 않고 있음을 확신하도록 하는 것이 나을 것 같습니다. 물론 당신은 남편을 방치하지 않고 있습니다. 하지만 남편은 기억장애 때문에 당신이 매일 꼬박꼬박 찾아오고 있다는 사실, 아내가 와 있는 동안 자기가 그 시간을 즐겁게 보낸다는 사실, 자기가 기억장애가 있다는 사실을 기억하지 못합니다.

가끔은 치매 환자가 잘못 알고 말하는 내용의 뒤에 숨어 있는 감정을 인정해 주는 것이 도움이 되기도 한다.

Q95. 어머니는 70대 후반의 알츠하이머병 환자입니다. 어머니의 친구와 친척 중에 지금 죽음을 앞둔 분이 많은데 누군가가 죽음이 가까워졌을 때 어머니에게 알려야 할지 확신이 안 서네요. 동생과 아버지는 어머니도 알 권리가 있고, 그 사실을 알리는 게 어머니에게 도움이 된다고 하는데 선생님 생각은 어떠세요?

A95. 나쁜 소식을 알려야 할 이유는 여러 가지가 있습니다. 그럼 어머니는 애도를 할 수 있고, 추억과 계획을 공유할 수도 있죠. 지금까지 친구나 가족의 죽음에 대해 얘기했을 때 어머니가 어떻게 반응했나요? 대화를 할 수 없을 정도로 마음의 동요를 보였나요, 아니면 추억에 잠기며 자신의 감정을 표현했나요? 만약 이런 얘기로 어머니가 해를 입은 것이 없었다면 어머니에게 사실을 알리는 것이 합당할 것입니다.

만약 어머니가 죽은 사람에 대해 마치 살아 있다는 듯이 거듭해서 얘기한다면, 어머니에게 그 사람이 죽었다는 사실을 상기시켜서 좋을 것은 없을 것 같습니다. 그보다는 어머니에게 그 사람에 대한 추억을 물어보고, 그 사람에 대한 당신의 추억을 얘기하도록 하는 것이 좋지 않을까 싶습니다. 저는 되도록 많은 내용을 공유하는 것이 낫다고 생각합니다만, 그로 인해 당사자가 짧은 시간이라도 해를 입지 않아야 할 것입니다.

Q96. 치매 환자에게서 새로 진단된 말기 질환의
치료 시기는 어떻게 결정하나요?

A96. 그 치매 환자가 자신의 진료에 대해 결정을 내릴 능력을 갖추고 있다면 치매에 걸렸다는 사실이 별로 중요하지 않습니다. 성인이라면 이런 상황에서 스스로 결정을 내릴 수 있어야죠.

만약 그 사람이 능력을 상실했고, 의료 위임장이 작성되어 있는 경우라면 거기에 지정된 대리인이 사전 의료지시서나 생전유언을 보고 당사자가 자신의 바람을 명확하게 표현했는지 판단합니다. 만약 명확하게 표현해 놓았다면 일반적으로 그 내용을 따라 진행이 됩니다. 만약 말기 질환의 치료에 대해 명확하게 표현해 놓지 않았고, 당사자가 어떤 것을 원했을지 직접적으로 알지 못하는 경우에는 대리인이 당사자가 질병이 생기기 전에 정립한 가치관을 바탕으로 그 사람이 이런 상황에서 어떤 결정을 내렸을지 판단해 보아야 합니다.

**Q97. 어머니는 9년 정도 알츠하이머병을 앓고 있고,
더 이상은 말을 하거나 혼자 밥을 드시지 못합니다.
4개월 동안 5킬로그램이 넘게 살이 빠졌고
식사를 도우려고 하면 사람을 밀쳐냅니다.
담당 의사가 영양보급관을 장착할지 물어 왔어요.
제가 어머니의 의료 위임을 받은 대리인인데
어떤 조언을 해주실 수 있을까요?**

A97. 도덕적으로 대단히 어려운 사안입니다. 의학적 결정 이상의 것이기 때문이죠. 많은 사람이 스스로 밥을 먹지 못하는 사람에게 밥을 먹이는 것이 기본적인 인간의 도리라고 여깁니다. 반면 치매가 많이 진행된 환자에게 영양보급관을 장착하는 것이 의학적으로 이득이 있는지는 분명하지 않습니다.

당신이 설명한 내용으로 보면 어머니는 무언가에 동의 여부를 표현할 수 없는 상황인 것 같군요. 그럼 결정권은 대리인인 당신에게 있습니다. 만약 어머니가 결정 능력을 갖추고 있었을 때 자신이 바라는 바를 위임장이나 생전유언장에 작성해 놓았거나 당신과 의논한 적이 있다면 그 내용을 따라야 합니다.

만약 자신이 바라는 바를 밝혀 놓은 것이 전혀 없다면 당신은 다음의 의학적 사실들을 고려해 보아야 합니다. 첫째, 진행된 치매 환자에서 영양보급관 장착은 생명을 연장하거나 폐렴

을 예방해 주지 않습니다. 둘째, 복벽을 통해 직접 위로 삽입하는 위루술 영양보급관을 장착하는 경우 어떤 사람은 불편하게 느껴 계속 관을 잡아당깁니다. 셋째, 입을 통해 음식이나 음료를 따로 섭취할 수 있는 경우가 아니면 영양보급관은 환자로부터 음식의 맛과 먹는 즐거움을 앗아 갑니다.

어머니가 이런 상황에 대해 구체적인 바람을 표현하지는 않았더라도 평생 갖고 있던 가치관과 이런 의학적 사실을 바탕으로 어머니라면 어떤 결정을 내렸을지 추론할 수 있을 겁니다. 누군가에게 이런 결정을 위임받은 사람들이 가장 어려워 하는 문제는 자기에게 그런 결정을 맡긴 당사자가 자신의 결정으로 인해 고통에 처하지 않을까 하는 걱정입니다. 여기에는 과학적인 답변이 나와 있지 않지만 여러 명의 말기 치매 환자를 경험한 바로는 다음과 같은 내용을 관찰할 수 있었습니다. 치매로 살이 빠지는 사람들은 몇 달에 걸쳐 천천히 살이 빠집니다. 수분 섭취가 부적절한 경우 차츰 탈수 현상이 일어나지만 당사자는 갈증이 나거나 불편해 보이지 않습니다. 그리고 인지기능은 정상인데 탈수가 일어났다가 회복된 사람들과 대화를 해 보았는데 그 사람들은 갈증을 느꼈던 기억이 없었습니다. 이런 관찰을 통해 저는 점진적으로 체중이 빠지면서 탈수가 되는 사람들이 불편으로 고통받지 않는다는 결론을 내리게 됐습니다.

성급한 결정을 내릴 필요는 없습니다. 다른 가족들과 이 문제를 논의하고, 이런 결정을 내리면서 당신이 겪고 있는 어려움을 터놓고 이야기해 보세요. 그리고 자신의 감정도 솔직하게 애기해야 합니다. 어머니의 주치의, 같은 상황에 처했었던 친구 등 도움이 될 만한 사람들과도 편하게 대화를 나눠 보기 바랍니다.